院士 **解锁** 中国科技

医药
卫生卷

高 福 主笔

关上疾病之门

中国编辑学会 中国科普作家协会 主编

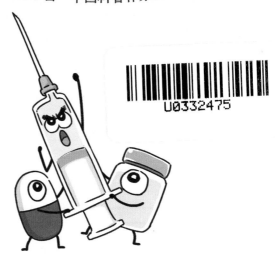

U0332475

中国少年儿童新闻出版总社
中国少年儿童出版社

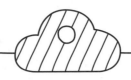

图书在版编目（CIP）数据

关上疾病之门 / 高福主笔. — 北京：中国少年儿童出版社，2023.1（2023.2 重印）
（院士解锁中国科技）
ISBN 978-7-5148-7818-9

Ⅰ．①关… Ⅱ．①高… Ⅲ．①医药学－少儿读物
Ⅳ．①R-49

中国版本图书馆CIP数据核字(2022)第238905号

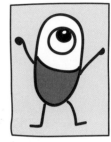

GUAN SHANG JIBING ZHI MEN
（院士解锁中国科技）

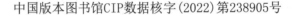

出版发行：中国少年儿童新闻出版总社
中国少年儿童出版社

出版人：孙 柱
执行出版人：张晓楠

责任编辑：杨 靓　王志宏　叶 丹　李慧远　李心泊　顾海宏	封面设计：许文会　版式设计：施元春
美术编辑：孙美玲　冯衍妍　王富宾　任 伟　朱 曦　殷 亮	形象设计：冯衍妍　责任印务：李 洋

责任校对：刘 颖
插　图：崔占成　郭驿青　赵 川　任 嘉　王通通　王炫予
邓 跃　安 旭　何力彬　李海音　王 祥　熊慧宾
木星插画　钟 彧

社　　址：北京市朝阳区建国门外大街丙12号　邮政编码：100022
编辑部：010-57526809　总编室：010-57526070
客服部：010-57526258　官方网址：www.ccppg.cn

印刷：北京利丰雅高长城印刷有限公司

开本：720mm×1000mm 1/16　印张：9.25
版次：2023年1月第1版　印次：2023年2月北京第2次印刷
字数：200千字　印数：10001－60000册

ISBN 978-7-5148-7818-9　定价：45.00元

图书出版质量投诉电话010-57526069，电子邮箱：cbzlts@ccppg.com.cn

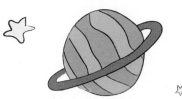

"院士解锁中国科技"丛书编委会

本书创作团队

主 笔

高 福

创作团队

（按姓氏笔画排列）

王玉英　王爱玲　王静雷　尹 烨　尹遵栋　白 符　朱宝利

刘光辉　孙 新　孙军玲　李 浩　李志新　李剑虹　李海蛟

杨月欣　杨文静　肖 琳　吴 静　张彦平　陈晓荣　周光飚

南 奕　段云峰　段化伟　侯 芊　施 一　施小明　班 婕

夏志贵　夏宏伟　徐 韬　徐姗姗　黄悦勤　彭质斌　温 馨

谢 青　燕 贺

"院士解锁中国科技"丛书编辑团队

项目组组长

缪 惟　郑立新

专项组组长

胡纯琦　顾海宏

文稿审读

何强伟　陈 博　李 橦　李晓平　王仁芳　王志宏

美术监理

许文会　高 煜　徐经纬　施元春

丛书编辑

（按姓氏笔画排列）

于歆洋　万 顿　马 欣　王 燕　王仁芳　王志宏　王富宾　尹 丽　叶 丹　包萧红

冯衍妍　朱 曦　朱国兴　朱莉荟　任 伟　邹彩文　刘 浩　许文会　孙 彦　孙美玲

李 伟　李 华　李 萌　李 源　李 橦　李心泊　李晓平　李海艳　李慧远　杨 靓

余 晋　张 颖　张颖芳　陈亚南　金银銮　柯 超　施元春　祝 薇　秦 静　顾海宏

徐经纬　徐懿如　殷 亮　高 煜　曹 靓　韩春艳

前　言

　　"院士解锁中国科技"丛书是一套由院士牵头创作的少儿科普图书，每卷均由一位或几位中国科学院、中国工程院的院士主笔，每位都是各自领域的佼佼者、领军人物。这么多院士济济一堂，亲力亲为，为少年儿童科普作品担纲写作，确为中国科普界、出版界罕见的盛举！

　　参与这套丛书领衔主笔的诸位院士表达了让人不能不感动的一个心愿：要通过撰写这套科普图书，把它作为科技强国的种子，播撒到广大少年儿童的心田，希望他们成长为伟大祖国相关科学领域的、继往开来的、一代又一代的科学家与工程技术专家。

　　主持编写这套丛书的中国少年儿童新闻出版总社是很有眼光、很有魄力的。在这些年我国少儿科普主题图书出版已经很有成绩、很有积累的基础上，他们策划设计了这套集约化、规模化地介绍推广我国顶级高端、原创性、引领性科技成果的大型科普丛书，践行了习近平总书记关于"科技创新、科学普及是实现创新发展的两翼，要把科学普及放在与科技创新同等重要的位置"的重要思想，贯彻了党的二十大关于"教育强国、科技强国、人才强国"的战略要求，将全民阅读与科学普及相结合，用心良苦，投入显著，其作用和价值都让人充满信心。

　　这套丛书不仅内容高端、前瞻，而且在图文编排上注意了从问题入手和兴趣导向，以生动的语言讲述了相关领域的科普知识，充分照顾到了少年儿童的阅读心理特征，向少年儿童呈现我国科技事业的辉煌和亮点，弘扬科学家精神，阐释科技对于国家未来发展的贡献和意义，有力地服务于少年儿童的科学启蒙，激励他们逐梦科技、从我做起的雄心壮志。

院士团队与编辑团队高质量合作也是这套高新科技内容少儿科普图书的亮点之一。中国少年儿童新闻出版总社集全社之力，组织了6个出版中心的50多位文、美编辑参与了这套丛书的编辑工作。编辑团队对文稿设计的匠心独运，对内容编排的逻辑追溯，对文稿加工的科学规范，对图文融合的艺术灵感，都能每每让人拍案叫绝，产生一种"意料之外、情理之中"的获得感。

丛书在编写创作的过程中，专门向一些中小学校的同学收集了调查问卷，得到了很多热心人士的大力帮助，在此，也向他们表示衷心的感谢！

相信并祝福这套大型系列科普图书，成为我国少儿主题出版图书进入新时代中的一个重要的标本，成为院士亲力亲为培养小小科学家、小小工程师的一套呕心沥血的示范作品，成为服务我国广大少年儿童放飞科学梦想、创造民族辉煌的一部传世精品。

郝振省

中国编辑学会会长

前　言

　　科技关乎国运，科普关乎未来。

　　一个国家只有拥有强大的自主创新能力，才能在激烈的国际竞争中把握先机、赢得主动。当今中国比过去任何时候都需要强大的科技创新力量，这离不开科学家创新精神的支撑。加强科普作品创作，持续提升科普作品原创能力，聚焦"四个面向"创作优秀科普作品，是每个科技工作者的责任。

　　科普读物涵盖科学知识、科学方法、科学精神三个方面。"院士解锁中国科技"丛书是一套由众多院士团队专为少年儿童打造的科普读物，站位更高，以为中国科学事业培养未来的"接班人"为出发点，不仅让孩子们了解中国科技发展的重要成果，对科学产生直观的印象，感知"科技兴则民族兴，科技强则国家强"，而且帮助孩子们从中汲取营养，激发创造力与想象力，唤起科学梦想，掌握科学原理，建构科学逻辑，从小立志，赋能成长。

　　这套丛书的创作宗旨紧跟国家科技创新的步伐，遵循"知识性、故事性、趣味性、前沿性"，依托权威专业的院士团队，尊重科学精神，内容细化精确，聚焦中国科学家精神和中国重大科技成就。创作这套丛书的院士团队专业、阵容强大。在创作中，院士团队遵循儿童本位原则，既确保了科学知识内容准确，又充分考虑了少年儿童的理解能力、认知水平和审美需求，深度挖掘科普资源，做到通俗易懂。丛书通过一个个生动的故事，充分体现出中国科学家追求真理、解放思想、勤于思辨的求实精神，是中国科学家将爱国精神与科学精神融为一体的生动写照。

为确保丛书适合少年儿童阅读，院士团队与编辑团队通力合作。在创作过程中，每篇文章都以问题形式导入，用孩子们能够理解的语言进行表达，让晦涩的知识点深入浅出，生动凸显系列重大科技成果背后的中国科学家故事与科学家精神。同时，这套丛书图文并茂，美术作品与文本相辅相成，充分发挥美术作品对科普知识的诠释作用，突出体现美术设计的科学性、童趣性、艺术性。

面对百年未有之大变局，我们要交出一份无愧于新时代的答卷。科学家可以通过科普图书与少年儿童进行交流，实现大手拉小手，培养少年儿童学科学、爱科学的兴趣，弘扬自立自强、不断探索的科学精神，传承攻坚克难的责任担当。少儿科普图书的创作应该潜心打造少年儿童爱看易懂的科普内容，着力少年儿童的科学启蒙，推动青少年科学素养全面提升，成就国家未来创新科技发展的高峰。

衷心期待这套丛书能够获得广大少年儿童朋友们的喜爱。

中国科学院院士
中国科普作家协会理事长

写在前面的话

人类能健康快乐地活到 120 岁吗？

这不是奢望，这在未来会是现实。

对于提高人的寿命，我国取得了举世瞩目的成就！中华人民共和国成立前，中国的人均寿命 35 岁，而今天，已达到 78 岁多。其核心法宝就是科学。科学让我们积累了知识，知识驱除了我们的"脑雾"，技术推动了人类社会进步……

生老病死，自然规律。想长寿，就要少得病、不得病。人们常说病从口入，但你知道病也从鼻入吗？这本书里，科学家就会告诉你有多少病毒、细菌排队等在我们鼻孔周围想要"入门条"，还有雾霾想"插队"进入呢……

面对各种疾病侵袭，科学家们一直在努力想办法应对，比如研制疫苗用来预防病原感染，描画毒蘑菇形象以提前避开，寻找功能神奇的小草用来治疗疟疾等。

这本书里，你可以看到从帮助人类健康诞生，到让人类身心无恙，从防治糖尿病到预防空气污染，中国科学家的奋斗历程，真苦，但也真酷！敢想象吗，他们用毒药砒霜去攻克白血病；用一滴血解密"生命天书"；把贵比黄金的救命药变成"白菜价"！

他们还创造了数个世界首次：首次人工合成牛胰岛素，首创全自动验光机器人，首次确证中国存在花粉过敏症，研发出世界上最小的显微镜。

没有坚忍的毅力，是不可能实现的，这就是胸怀祖国，矢志为人类健康谋福祉的科学家精神！

一部人类寿命延长史，就是一部一代又一代科学家接续奋斗史。科学求真，证据支撑，事实说话。同学们，现在接力棒快到你们手里了，你们做好准备了吗？

同学们，请记住，我的健康我做主，我是健康第一责任人。

高福

中国科学院院士
中国科学院微生物研究所学术委员会主任

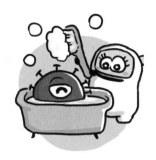

目录

营养食物是吃得越多越好吗？ —————— ❶

为什么吸了烟就很难戒掉？ —————— ❾

是因为不开心就会得抑郁症，还是因为得了抑郁症就会不开心？ ⓱

疫苗真的可以预防疾病吗？ —————— ㉕

"试管婴儿"是在试管里长大的吗？ ㉝

你知道当妈妈曾经是一件很危险的事情吗？ ㊶

近视会失明吗？ —————— ㊾

你能发现身边的"隐形杀手"吗？ —————— �57

我怎么会过敏呢？ —————— �65

逗逗变变变！

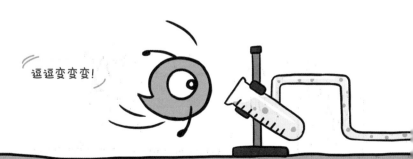

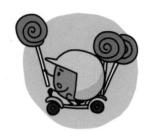

心脏会跳舞吗？大脑会转圈儿吗？ —————— **73**

人为什么会"尿糖"呢？ —————— **81**

救活数百万人的神奇小草究竟是什么？ —————— **89**

为什么流感病毒是躲也躲不过的敌人？ —————— **97**

你知道病从口入，但你知道病也从鼻入吗？ —————— **105**

测一测你的血就知道你未来会得什么病吗？ —————— **113**

曾比黄金还贵的青霉素，怎么变成了"白菜价"？ —————— **121**

"改邪归正"与"以毒攻毒"是怎么征服病魔的？ —————— **129**

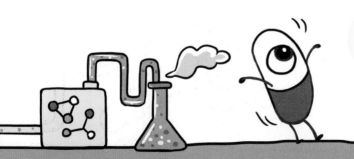

快跟着逗丸，一起去医药卫生世界看看吧！

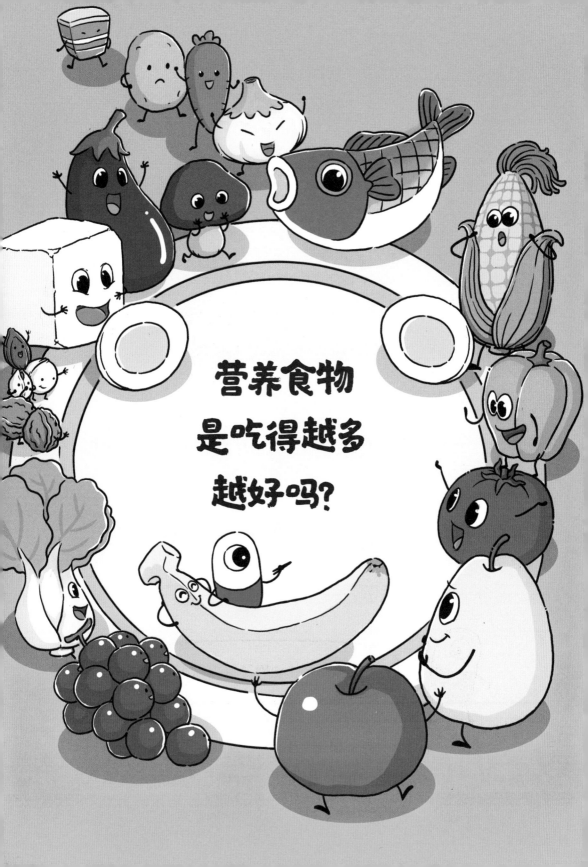

营养食物
是吃得越多
越好吗?

同学们，你们有没有这样的经历？

长辈们苦口婆心地劝："这个菜最有营养，一定要多吃。"一不小心，那个"最有营养"的菜就全进了你的碗里。

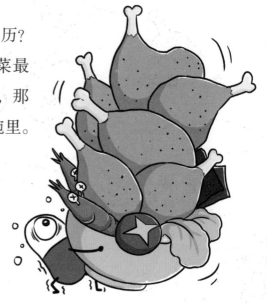

有营养的食物是不是吃得越多越好呢？

当然不是。

因为不同的食物有不同的营养。不管只吃哪种单一食物，都会造成营养缺失。

为什么必须要营养均衡呢？

我们经常会看到有的人特别胖，有的人特别瘦；有的人特别爱感冒；有的人脸色苍白无血色；有的人体育总是不达标；有的人经常便秘或者腹泻，等等。这些都可能是因为长期营养不均衡造成的。

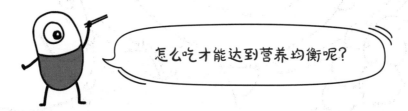

怎么吃才能达到营养均衡呢？

我们的营养科学家根据中国人的特点，将每天吃什么描绘成了宝塔形状的图形，这个宝塔共5层，分别代表了5大类食物，每层面积的大小代表食物推荐摄入量的多少。不同年龄的人推荐量也有所差别。参考"宝塔"选食物就可以啦。

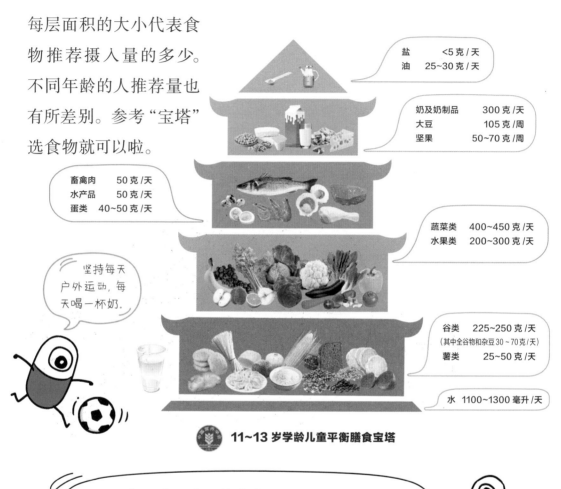

盐 <5克/天
油 25~30克/天

奶及奶制品 300克/天
大豆 105克/周
坚果 50~70克/周

畜禽肉 50克/天
水产品 50克/天
蛋类 40~50克/天

蔬菜类 400~450克/天
水果类 200~300克/天

坚持每天户外运动，每天喝一杯奶。

谷类 225~250克/天
（其中全谷物和杂豆30~70克/天）
薯类 25~50克/天

水 1100~1300毫升/天

11~13岁学龄儿童平衡膳食宝塔

我们是不是不管早中晚，只要在一天内把各种食物吃进肚里就行了？

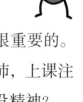

不是的，要膳食搭配，保持一日三餐的营养充足是很重要的。

你有没有发现，班里有的同学每天上午精力特别充沛，上课注意力非常集中，特别爱回答问题；有的同学就蔫头耷脑没精神？

这些秘密就藏在早餐的能量里。

你知道吗? 营养丰富的早餐里蕴藏着让我们有力量的能量哟。

这些能量的来源，就是富含蛋白质、脂肪和碳水化合物这三大元素的食物。

如果你不知道怎样搭配，那就看看前面的宝塔图形吧，食物多样、每类食物适当比例是很重要的。虽然没有十全十美的食物，但是我们可以组合出十全十美的膳食。

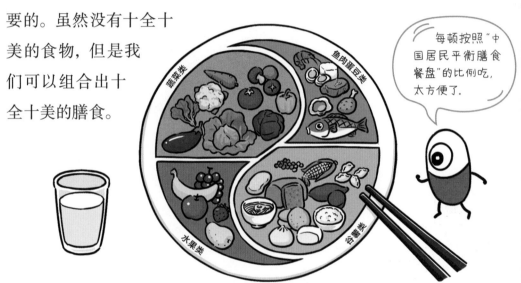

每顿按照"中国居民平衡膳食餐盘"的比例吃，太方便了。

你想做一个健康聪明、能量满满的学生吗? 那就好好吃一日三餐吧。

有这样一位营养科学家奶奶，她用一生来帮助那些吃不好、营养不良的儿童。

她就是曾任中国预防医学科学院院长的陈春明教授。

10 多年前，我国 6 个月到 1 岁的婴幼儿，5 个里面至少有 1 个贫血，我国的贫困农村 5 岁以下儿童，5 个里面就有 1 个生长迟缓。

其实这些孩子在 6 个月以内纯母乳喂养的时候，身体各项指标与国际标准是一致的，之所以出现这种情况，就是因为断奶后，辅食添加不够及时和充足。

这引起了陈春明教授的极大不安，她常说的一句话就是："对于生长发育，我们（中国）的孩子不能等，尤其是贫困地区的，必须想办法解决！"

几乎与世界卫生组织制订婴儿喂养"全球策略"同步，在陈春明教授的带领下，中国营养学家团队也开始对如何改变中国儿童，尤其是落后地区儿童营养状况进行努力研究。

为了拿出适合中国人自己的解决方案，实地调研是必不可少的。

当时已 76 岁高龄的陈春明教授和同事一起，多次乘坐一天一夜的火车再转汽车，来到甘肃定西等农村进行实地走访。

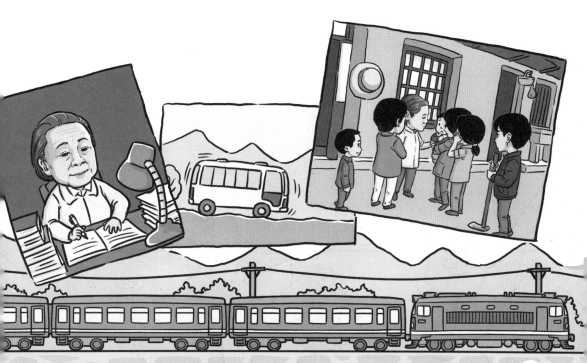

他们发现，当地依照传统习惯，只给婴儿喂稀粥、面糊、硬馍等，粥里有时加一些盐和菜末，这种低质量的喂养根本无法满足婴儿健康成长的营养需求。特别是当地婴幼儿的辅食多为含铁量较低的谷类，偏偏影响铁吸收的抗营养物质含量却很高，致使铁的吸收率更低，这就造成了婴儿缺铁性贫血。

如何研制一种适合落后地区家庭使用的，简单易操作，成本又低的辅食营养补充品呢？

参考国际和国内经验，结合我国的实际情况，陈春明教授深思后，提出了"家庭强化"的方式。也就是在他们日常食物中添加适量所需的营养素，如铁、锌、钙、维生素、蛋白质等，起到强化营养的效果。而承载这些营养素的食品最终选择了容易获取而且富含优质蛋白的豆粉。

就这样，重量仅为12克，一天一包的"营养包"应运而生。

小贴士

世界上普遍使用的婴幼儿辅食营养补充剂，主要有微量营养素补充剂，微量营养素涂抹剂和微量营养素粉末撒剂等类型。

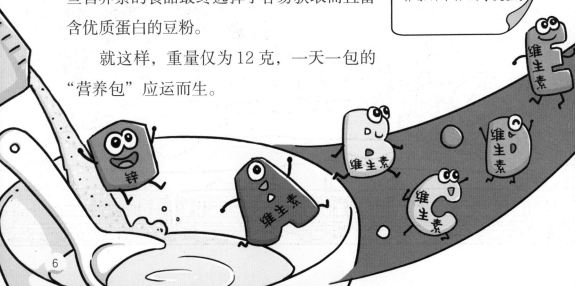

为了符合喂养者和食用者的饮食习惯和口味，在使用时，把"营养包"掺入大米粥等水状或糊状食物中即可。

　　经过多年的跟踪监测，所有使用"营养包"6个月到2岁的孩子，各项营养指标、体格发育均正常。这个简单的措施解决了大问题。

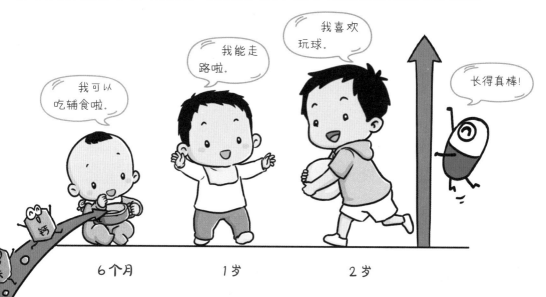

　　"营养包"是个创举，它在中国首创，是中国唯一一款符合国家标准的婴幼儿特膳食品。它作为一项科学成果，已帮助千百万计的孩子战胜了营养不良，拔高了个头和智商，得以和同龄人站在同一人生起跑线上！

　　以陈春明教授为代表的营养科学家团队，一代又一代默默从事着这项造福儿童、造福社会的科学工作。他们的坚忍、努力与研究成果，为我国儿童生长发育提供了有效的科学支撑，中国政府已将用"营养包"改善落后地区儿童营养状态作为一项政策推行。

"营养包"在中国的成功实践，为全世界贫困地区的婴幼儿的营养改善，提供了中国方案。一些国际组织用YYB（"营养包"三字的拼音首字母）来称呼"营养包"。

同学们，全面充足的营养是保证我们正常生长发育，乃至一生健康的基础保障。在注重膳食营养的同时，我们要努力做到好好吃饭、好好运动、好好睡觉，争做新时代的健康"三好"生，从小养成健康的饮食行为和生活方式将使自己受益终身。

小贴士

"强化补充食品"可是我们中国的特色。中国工程院院士陈君石，根据中国人的具体需求，发明了"铁强化酱油""强化面粉"，在不改变我们饮食习惯的基础上，潜移默化地补充食物的营养成分。

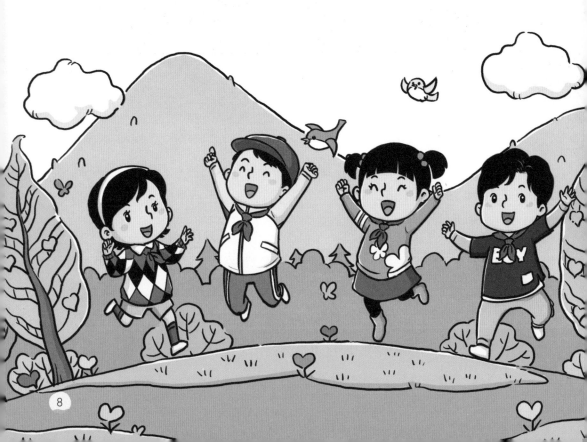

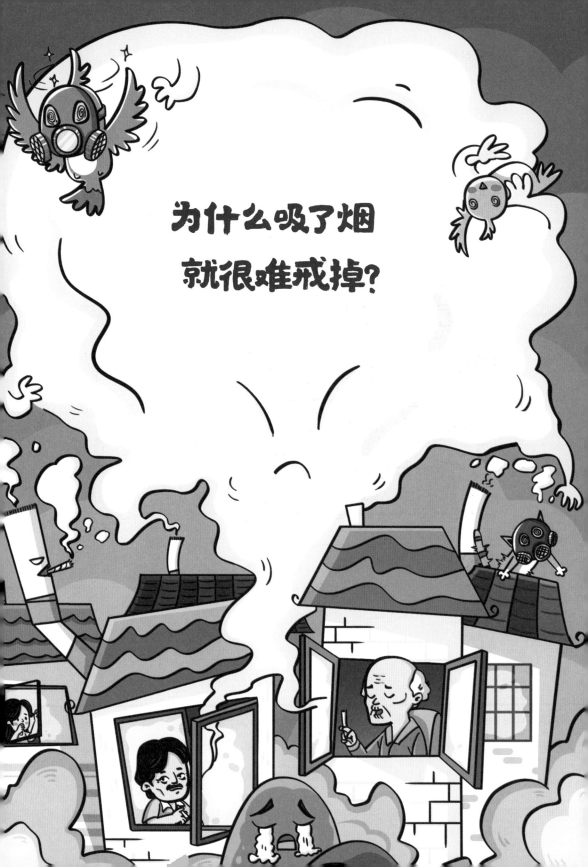

作家马克·吐温说："戒烟是世界上最容易的事情，我已经做过上千次了。"

可见戒烟有多难！

为什么烟瘾这么难戒呢？ 其实不光是烟瘾，毒瘾、手机瘾、游戏瘾，等等，都很难戒掉。

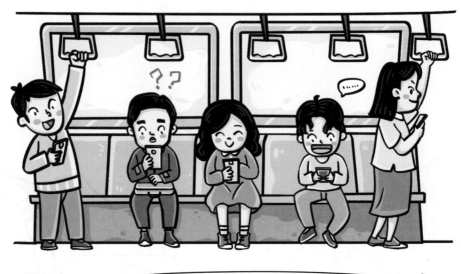

人们为什么会对一些事物上瘾呢？
上瘾是什么感觉呢？

如果说一个人对某种物质（如烟草、药物等）或活动有强烈渴求，明知有害却无法停止，停止后会出现各种不适症状，那我们就说这个人对这种物质或活动上瘾了。

成瘾的人都有一个特点，那就是，即使知道自己的行为有害，却无法控制自己。比如说，吸烟导致的危害超乎人们的想象。

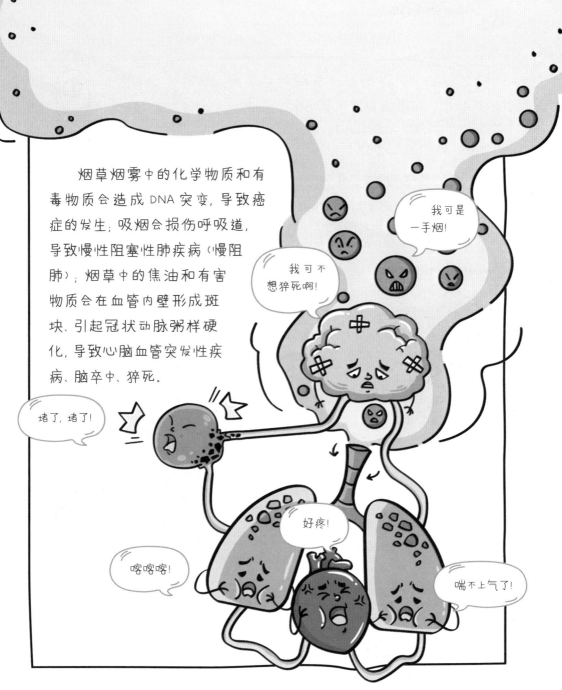

烟草烟雾中的化学物质和有毒物质会造成 DNA 突变，导致癌症的发生；吸烟会损伤呼吸道，导致慢性阻塞性肺疾病（慢阻肺）；烟草中的焦油和有害物质会在血管内壁形成斑块，引起冠状动脉粥样硬化，导致心脑血管突发性疾病、脑卒中、猝死。

吸烟不光危害吸烟者的健康，还会影响周围人的健康。

我们把吸烟过程中释放到环境中的烟雾叫作二手烟。

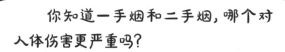

你知道一手烟和二手烟, 哪个对人体伤害更严重吗?

对, 是二手烟!

绝大部分烟草烟雾不是被吸烟者吸入肺中, 而是扩散到空气中, 形成二手烟。

单位质量的二手烟毒性大约是一手烟的 4 倍。

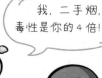

我, 二手烟, 毒性是你的 4 倍!

一手烟

小贴士

二手烟可使少年儿童更易患上哮喘、支气管炎、肺炎、过敏性鼻炎甚至白血病等恶性疾病, 影响肺功能发育。还可导致中耳炎, 听力受损, 使孩子出现注意力不集中、学习能力降低等问题。

一手烟伤害一个人, 二手烟伤害每一个人, 特别是少年儿童。因为少年儿童相对于成人来说呼吸频率高, 吸入的二手烟相对更多。

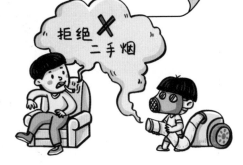

"拒绝 二手烟"

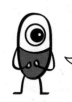

你听说过"三手烟"吗?

当你闻到被烟熏过的衣服、毛发、地毯、沙发、窗帘、汽车坐垫等物品表面, 有很大的烟味的时候, 其实那并不只是气味, 而是

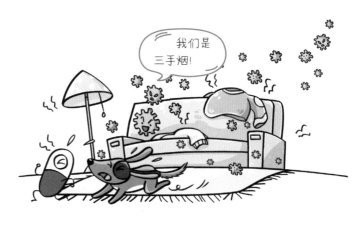

我们是三手烟!

二手烟中的有害成分在作怪。它们的停留时间可能会长达数月，这就形成了"三手烟"，它同样严重危害健康。

既然吸烟的危害这么大，那当吸烟的人了解了烟草的危害后，他们为什么不戒烟呢？

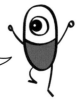

这就是因为他们吸烟成瘾了。

世界卫生组织对成瘾的权威定义是：一种严重的、复发性的脑疾病。

中国科学院裴钢院士是一位有爱国情怀的科学家。他从小就知道中国人曾饱受鸦片毒瘾之害，一直不忘鸦片战争之殇。在他学医之后，就想要解开大脑成瘾的"密码"。

1994年底，正值他在美国即将结束博士后研究，已经规划好回国效力之际，人类大脑中的阿片受体被发现。

要知道，阿片类药物和毒品以及许多成瘾物质都是通过阿片受体起作用的。

当时裴钢正好在美国从事受体磷酸化方面的研究工作，阿片类物质成瘾是不是阿片受体磷酸化导致

小贴士

海洛因、吗啡这些毒品，都属于阿片类物质。

的呢? 这是一个非常有意义和挑战性的问题。

距离回国只有三四个月的时间了, 还来得及研究吗? 裴院士决定拼搏一下。于是他起早贪黑, 夜以继日, 终于赶在回国之前把这个研究基本完成, 并写成了一篇论文拿去发表。

事实证明, 他的猜想是正确的。这项研究成果在国际学术期刊上发表, 引起了广泛的关注。也正是由于这种不懈努力的精神, 为解答"人为什么会上瘾"这个看似简单的世界难题做出了贡献。

又通过多年的努力, 裴钢院士和他的研究团队进一步解开了成瘾之谜。

大家知道,学习记忆是大脑的基本功能。那为什么成瘾的人总忘不了成瘾物质,成瘾性物质是怎么影响他们大脑的学习记忆呢?

根据这个思路,裴钢院士团队的研究又有了新的进展。他们通过动物实验发现,阿片类物质导致成瘾的原理之一是利用和"绑架"了大脑的学习记忆系统,从而"控制"了成瘾者的大脑,让他们无法正常地学习记忆,只有当阿片类成瘾性物质存在时才能"恢复正常"。这一研究成果阐明了成瘾性物质对于大脑的危害。

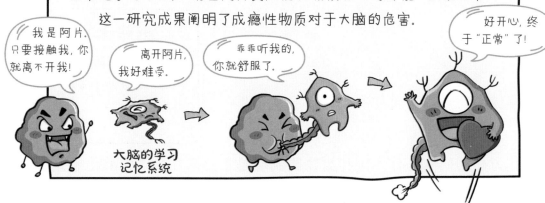

我是阿片,只要接触我,你就离不开我!

离开阿片,我好难受.

大脑的学习记忆系统

乖乖听我的,你就舒服了.

好开心,终于"正常"了!

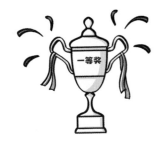

裴钢院士的"阿片类药物耐受和成瘾的分子机制研究"获 2001 年（首届）中华医学科技奖一等奖。

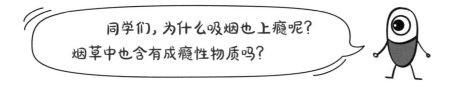

同学们，为什么吸烟也上瘾呢？
烟草中也含有成瘾性物质吗？

你说得对！烟草中的尼古丁，就是成瘾性物质，它的原理和阿片类物质是相同的。

人类的大脑中枢神经系统在尼古丁的作用下，会分泌一种叫作多巴胺的物质，让人产生愉悦感。只要第一次获得过这种愉悦感后，他们的大脑就忘不了这种感觉，就会抓心挠肝地想继续获得，而获得的途径就是继续吸烟。周而往复，就会导致吸烟成瘾。

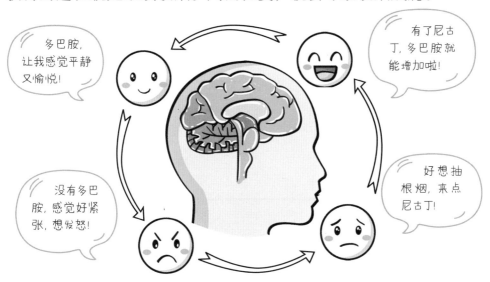

多巴胺，让我感觉平静又愉悦！

有了尼古丁，多巴胺就能增加啦！

没有多巴胺，感觉好紧张，想发怒！

好想抽根烟，来点尼古丁！

成长始于惊奇!

同学们,你们想过没有,如果我们人为去干扰和影响这个过程,不就可以帮助这些人治疗成瘾了吗?

当然,要研究"药到瘾除"的解药,对于科学家们来说,还有很多问题等待破解呢!

所以,不成为"烟瘾"的奴隶的最好方式就是不吸烟,同时劝诫身边的人戒烟。

中国工程院王辰院士带队,邀请了控烟、慢性呼吸系统疾病、恶性肿瘤、心血管疾病、糖尿病、公共卫生等领域的权威专家,共同编写了两本权威的报告:《中国吸烟危害健康报告》和《中国吸烟危害健康报告(2020)》。

通过报告中的科学证据,告诉人们吸烟百害而无一利!但是同时王辰院士指出,在影响人类健康的重大危险因素中,最可预防的就是吸烟问题。"如果控制住吸烟的话,造成人类健康损失的最大可预防危险因素就会因此而去除。"

同学们,为了自己和他人的健康,请不要吸烟,并主动拒绝二手烟。如果你的身边有吸烟者,你有什么戒烟小妙招吗?扫描下方的二维码,告诉我们吧!

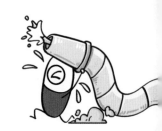

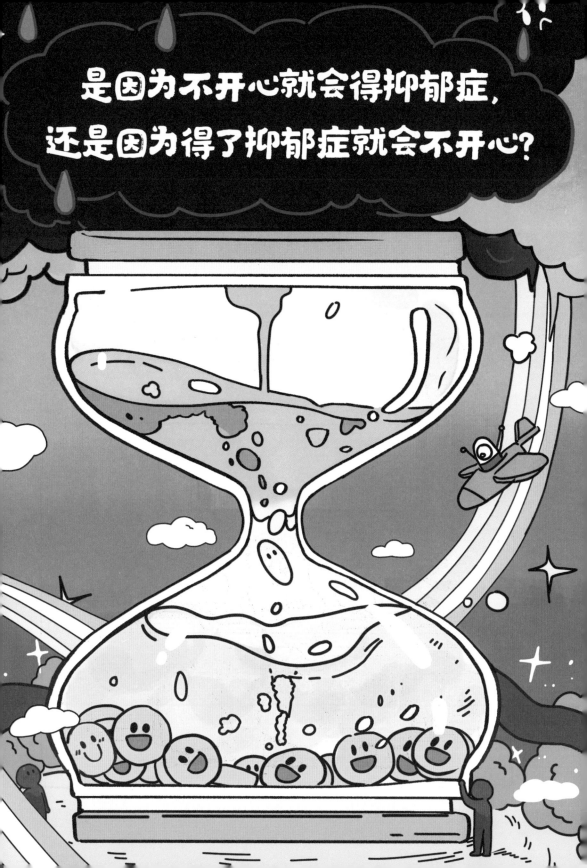

一些人有时会有这样的担忧：我为什么不开心？我是不是得了抑郁症？

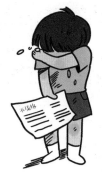

当我们遇到压力、挫折时，感觉不开心是正常的，事情过去了，把心态调整好了就继续生活。这种不开心每个人都会有，属于抑郁情绪，不同于抑郁症的不开心，抑郁情绪往往经过短时间的自我调整，就能恢复到正常的状态。

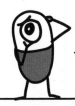

如果得了抑郁症，那人可真的是不开心了，这是为什么呢？

科学家研究发现，抑郁症发病是遗传和环境多种原因造成的。

在我们的大脑中有一批"传令兵"，负责协调神经元之间的信息传递，从而参与调控人类的情绪、思维、行为。它们的名字叫作神经递质。

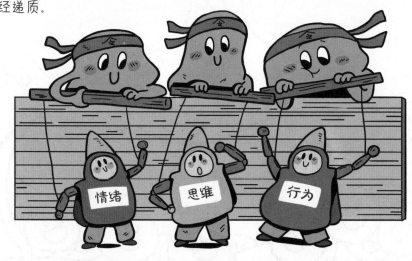

其中一个神经递质叫作 5- 羟色胺，当它的功能受到损害时，就会使人的情绪低落，做事没有兴趣，总是不开心，产生厌世情绪，甚至会伤害自己，影响了日常生活，这就是得了抑郁症。所以，得抑郁症的人，一定会不开心。

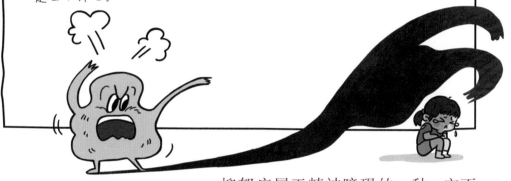

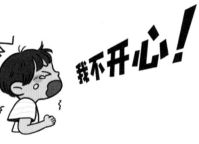

抑郁症属于精神障碍的一种，它不像我们平时感冒那样，有流鼻涕、打喷嚏、发烧等大家公认的症状，很容易被确诊。它发病初期可能会被人们以为是闹情绪，不认为是病，甚至还会因为不理解而疏离他们。所以，目前还做不到早发现早治疗。

由于抑郁症病因复杂、症状多变，病情严重的患者很可能会对自身和社会产生危害，所以，如果出现经常性的心情低落，或者是失去对身边事物的兴趣，要到精神心理科进行检查和治疗。抑郁症的确应当得到人们的广泛重视。

小贴士

除抑郁症外，精神障碍还有很多，常听到的有精神分裂症、焦虑障碍、强迫症、人格障碍、阿尔采末氏病（阿尔茨海默氏病）等。

科学家沈渔邨院士说："21 世纪的精神科十分重要，在前 10 种造成社会最沉重负担的疾病中，精神疾病占了 4 种，其中抑郁症排名第三。"

沈渔邨院士是中国现代精神病学的先行者，她是在国家最缺少精神障碍科医生的时候，选择了这个行业。

中华人民共和国成立之初，沈渔邨在莫斯科第一医学院刚学习了 1 年，就由于国内奇缺精神科的医生，而转学了精神病学。后来有人问她："当年在苏联被要求改换志愿时，有什么想法？"她淡淡地说："我没有更多的想法，我觉得人民的需要、祖国的需要就是我的志愿。人民用小米养育了我，我要为人民的利益去工作。"

回国后，她着手做两件事，一是主编并推动《精神病学》的出版，让更多的人了解这种病，研究这种病。

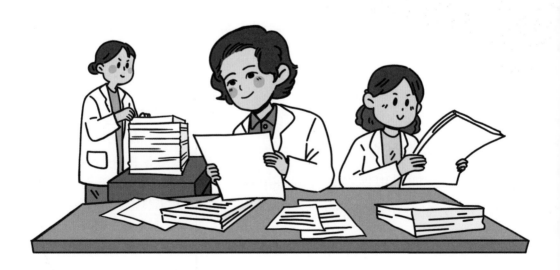

就像我们今天知道的：抑郁症的核心症状就是心情低落、兴趣和愉快感丧失，以及导致劳累增加和活动减少的精力降低。

抑郁症常见的症状还有注意力降低、自我评价和自信降低、自罪观念和无价值感、认为前途暗淡悲观、自伤或自杀的观念或行为、睡眠障碍、食欲下降等。

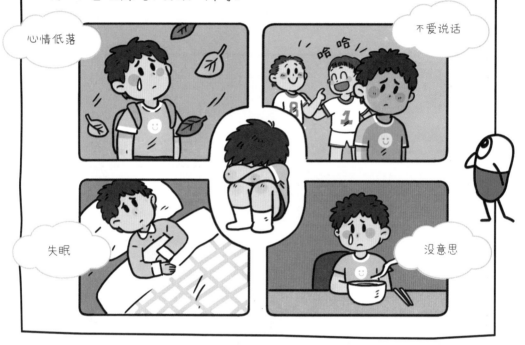

沈渔邨十分注重对待精神障碍病人的态度，以及他们的医疗环境，她主张精神病人要尽量过正常人的生活，不要特殊管束。她提倡把病房布置成家的样子，病房里安上窗帘，挂上壁画，摆上鲜花……

20 世纪 70 年代，为尽快控制病人的病情，沈渔邨带头实践了常温人工冬眠治疗法。这是一种全新尝试，为摸准规律，她经常长时间守在病人身边，废寝忘食。

　　沈渔邨做的第二件事，就是开展"农村家庭社区精神病防治"的试点工作。面对当时中国农村精神病防治工作一片空白的情况，她就一次次地下乡调查，送医送药。

　　一次下着大雨，沈院士仍坚持下乡，雨水把她的塑料鞋冲到了沟里，她愣是光着一只脚走到了公社卫生站。

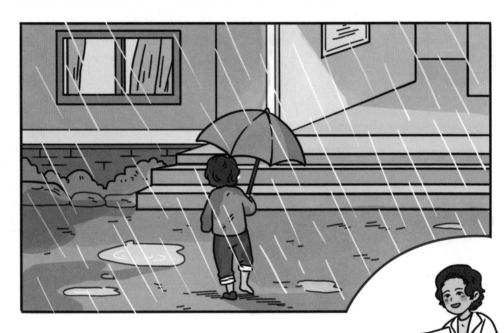

　　一次下乡，沈院士坐年轻大夫的自行车，因为路太不好走了，只听啪的一声，她整个人摔在了地上，右膝部青了一大块，爬起来走路一瘸一拐的，最终她因为膝部血肿过大而不得不住院治疗。

就这样，沈渔邨院士成为农村精神病家庭社会防治康复模式的实践先行者，让更多农村精神病患者由此得到了科学的治疗。

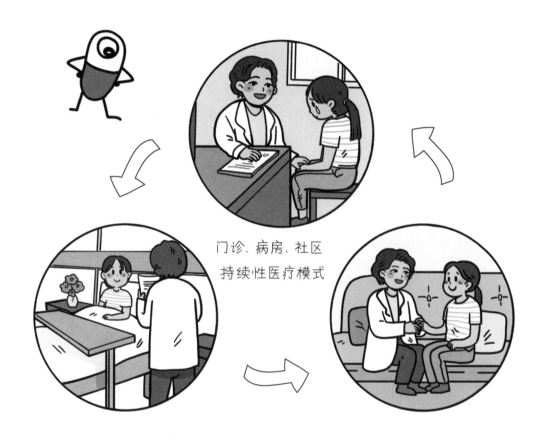

门诊、病房、社区
持续性医疗模式

　　在国际交流协作中，她勇于承认落后，但从不自甘落后，她说："我们起点低，那就加快研究的步伐啊。"

　　加拿大的林宗义教授 1981 年来北京医学院精神卫生研究所时，介绍了他做精神疾病流行病学调查和随访的先进经验。两年后，当他第二次来访时，见到沈教授主持下的研究成果——我国12个地区协作的精神疾病流行病学调查资料，感到十分震惊，沈院士带领团队研究工作的速度和成果赢得了对方的尊重。

今天，年轻一辈精神卫生专家传承了沈院士的旗帜，完成了"中国精神卫生调查"，首次获得了全国成人36类精神障碍的患病率，了解了卫生服务利用现况，掌握了我国各类精神障碍患者的精准数目。

人类大脑就像外层空间一样神秘，同学们想不想在前辈开创的脑科学领域研究道路上，探究脑细胞是怎么指挥人类生活的呢？那就从现在开始，好好学习科学知识，未来争当脑科学空间的宇航员，去发现抑郁症的病因，从而防病治病，维护人类精神健康。

小贴士

为什么孤独症儿童有社交障碍？韩济生院士团队研究发现，孤独症患者社交能力低的一个重要原因在于患者大脑缺乏一类社交因子，其中最重要的是催产素和精氨酸后叶加压素。

为什么抑郁症的人睡不好觉？陆林院士团队目前正在研究睡眠与多种精神障碍的关系。

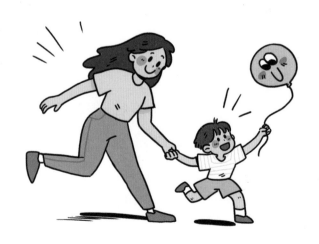

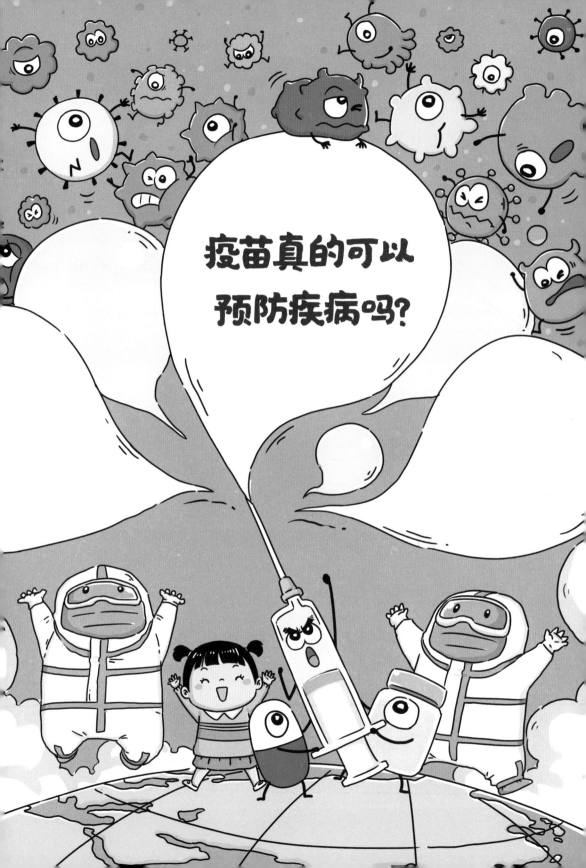

同学们，你知道自己小时候打过哪些疫苗吗？

你的家里有一个叫作《儿童预防接种证》的小本本，它是从你出生开始，就陪伴你一次次去打疫苗的"好朋友"。这个小本本里面清楚地记录了你出生以来打了哪些疫苗。

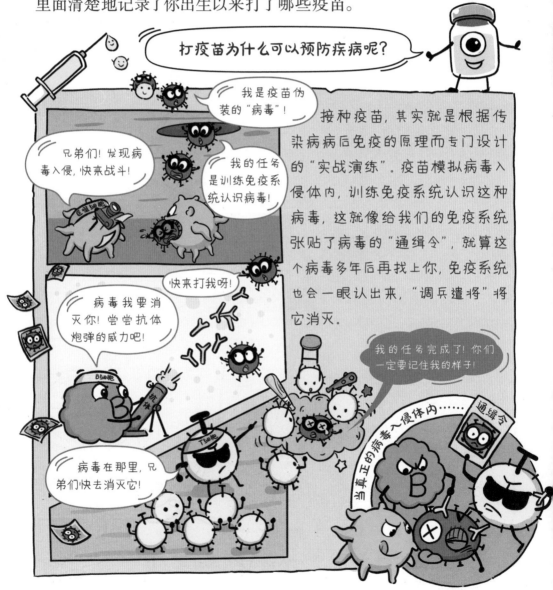

打疫苗为什么可以预防疾病呢？

接种疫苗，其实就是根据传染病病后免疫的原理而专门设计的"实战演练"。疫苗模拟病毒入侵体内，训练免疫系统认识这种病毒，这就像给我们的免疫系统张贴了病毒的"通缉令"，就算这个病毒多年后再找上你，免疫系统也会一眼认出来，"调兵遣将"将它消灭。

20 世纪 50 年代，脊髓灰质炎在我国多地流行。脊髓灰质炎这种传染病，也叫"小儿麻痹症"，一旦感染，非死即残。这种传染病的危害性太大了，而且侵害的主要目标是孩子。

小贴士

1916 年，美国经历了第一次脊髓灰质炎大流行，很多儿童被感染致死。后来，成年的罗斯福也不幸感染，虽然经过长期的治疗，但直到他当选美国总统时仍然不能站立。

从苏联留学归来的顾方舟立刻投入了病毒的调研工作。为了方便进行脊髓灰质炎疫苗的试验，他和同事们需要在昆明玉案山创建脊髓灰质炎活疫苗生产基地。

虽然知道玉案山地处偏僻，但当他们来到目的地，还是被眼前的情景惊到了，以为误入了绝境。

昆明玉案山

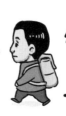

我回来啦，我一定要守护祖国的花朵！

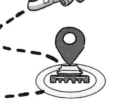

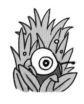

这里全是比人高的灌木丛和杂草，根本没有路，没有电，没有水，在这片荒芜之地建实验室、宿舍、动物房，谈何容易？

仅仅 9 个月时间，顾方舟带领科研人员挖洞建房，在这片荒山上建起了承载数亿人健康希望的"方舟"。

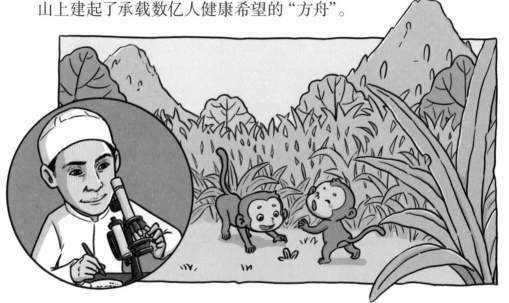

1960 年 3 月，顾方舟团队研制出脊髓灰质炎减毒活疫苗，为了验证疫苗的安全性，顾方舟冒着可能瘫痪的风险，喝下了一小瓶疫苗溶液。结果是观察期之后情况一切正常，成人服用完全没问题。

对成人安全的疫苗，对孩子的安全性怎么样呢？

顾方舟咬牙做了一个惊人的决定——让自己刚满月的儿子参加试验。顾方舟趁妻子出差外地时，偷偷给不到 1 岁的儿子服下了疫苗，虽然他心中有数，但看着儿子喝下疫苗时，他却控制不住自己的眼泪，他的手颤抖了。

　　经历了漫长难熬的 1 个月，孩子生命体征正常，他热泪盈眶，长出了一口气。

　　后来，他对妻子说："我不让我的孩子喝，让人家的孩子喝，没有这个道理。"

　　在疫苗推广中又发现新的问题：疫苗的储藏还有不小难度。经过反复试验，顾方舟和团队把液体疫苗"变"成了"糖丸"，糖丸剂型比液体保存期更长，保存的难题也迎刃而解。

　　一粒小小的糖丸，承载了很多人的儿时记忆，也护佑了几代中国人健康成长。顾方舟等一代科学家们敢做敢当、身先士卒的崇高精神值得万世景仰。除了顾教授，还有许许多多默默耕耘的老一辈科研工作者们，如中国消灭天花的一大功臣赵铠院士；首次在全球成功研制乙型脑炎（乙脑）减毒活疫苗的俞永新院士……

　　今天，当各种疫情发生时，人们第一时间想到的也是疫苗。

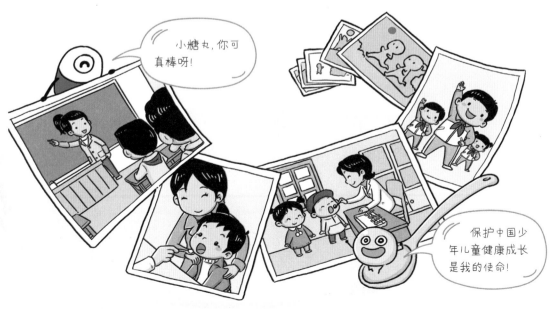

小糖丸，你可真棒呀！

保护中国少年儿童健康成长是我的使命！

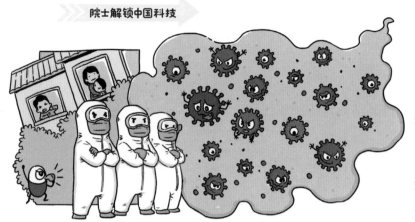

新型冠状病毒感染（早先我国国家卫生健康委员会命名为新型冠状病毒肺炎，世界卫生组织命名为 2019 冠状病毒病 [COVID-19]）疫情暴发后，研发和使用疫苗防控新冠病毒，成了人们应对疫情最大的期盼。

在新冠疫情发生的早期，高福院士和中国疾病预防控制中心的科学家就第一时间开展病原发现与鉴定工作，并及时向世界公布新型冠状病毒基因组序列，有了基因组序列，全世界可以第一时间开始疫苗的研发。

新冠病毒灭活疫苗在毒株确定后，面临的一个问题是，需要针对大规模人群接种，因此要有专门研发、生产新冠病毒疫苗的车间，提高疫苗产量。但是，我国当时还不具备这种条件，只能由生物安全防护三级（P3）实验室转换。

普通 P3 实验室病毒培养量有一定限制，但转换成生产车间后，实验室将接触比此前多几十万倍的病毒培养量。病毒培养量越多，病毒泄漏的风险就越大。

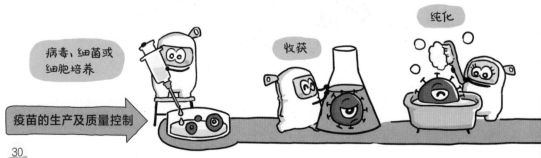

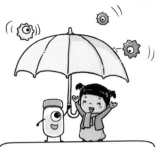

在关键时刻，时任中国疾控中心主任的高福院士当机立断，在保证生物安全情况下，经专家认证及上级部门同意后，集体决策，将 P3 实验室转换成了生产车间，与相关疫苗生产企业利用 P3 实验室进行疫苗研发相关工作，为中国的疫苗研制抢足了时间。

"疫情来得太凶猛，人类迫切需要疫苗，新冠病毒疫苗应尽快研制上市。"高福院士说。

为了研发疫苗，高福院士每天仅有很少的睡眠时间，他把自己的大部分时间都放在科研工作中。

他认为科研思想稍纵即逝，养成了随时记录自己灵感的习惯，一边思考一边记录。疫苗研发中的很多思想火花，正是在这样的碎片时间迸发出来的。

小贴士

除了灭活疫苗，高福院士还带领团队，研发了新冠病毒重组蛋白亚单位疫苗。陈薇院士的团队在疫情发生后，也很快研发了腺病毒载体疫苗。

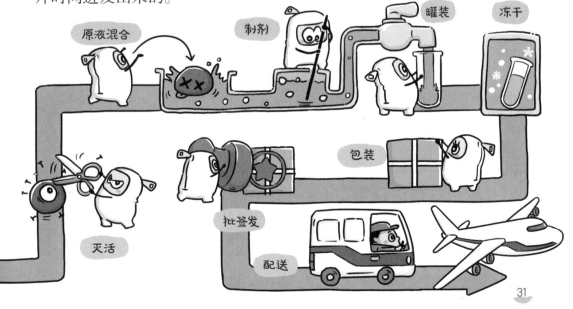

在这个过程中，高福院士自己接种实验型新冠病毒疫苗。他说："作为一名科学家，你必须勇敢。如果连我们都不接种疫苗，我们怎么能说服全世界所有人去接种疫苗?"

按照以往惯例，一款疫苗从研发到批量生产需要8到10年时间，但是高福院士及其团队研发的新冠疫苗在短期内就获得了成功，也是国际上第一个获批临床使用的新冠病毒重组蛋白亚单位疫苗。

正是高福院士及中国疾控中心科学家们的责任担当，使得我国新冠病毒疫苗研发走到了世界第一方阵。

除了研发疫苗的科学家，还有许许多多的科研人员投身疫苗使用的免疫规划工作中，因为只有接种了疫苗，才能预防疾病。疫苗接种显著降低了多种传染病的发病率和死亡率。

疫苗是医学发展史上的一个重要的里程碑，每一种新疫苗的诞生都是人类战胜一种传染病的阶段性胜利。

在人类与疾病的斗争史上，人类并非"常胜将军"。我们对很多病原体仍知之甚少，背后的很多科学机制还没有弄清楚，同学们，等待着你们将来向科学要答案呢。

小贴士

我国当前实行的免疫规划制度，由政府免费向居民提供免疫规划疫苗，目前我国国家免疫规划疫苗可预防的传染病已达15种，主要覆盖0～6岁儿童。

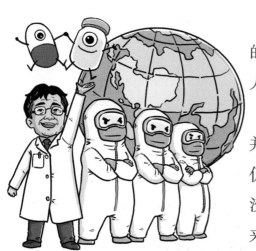

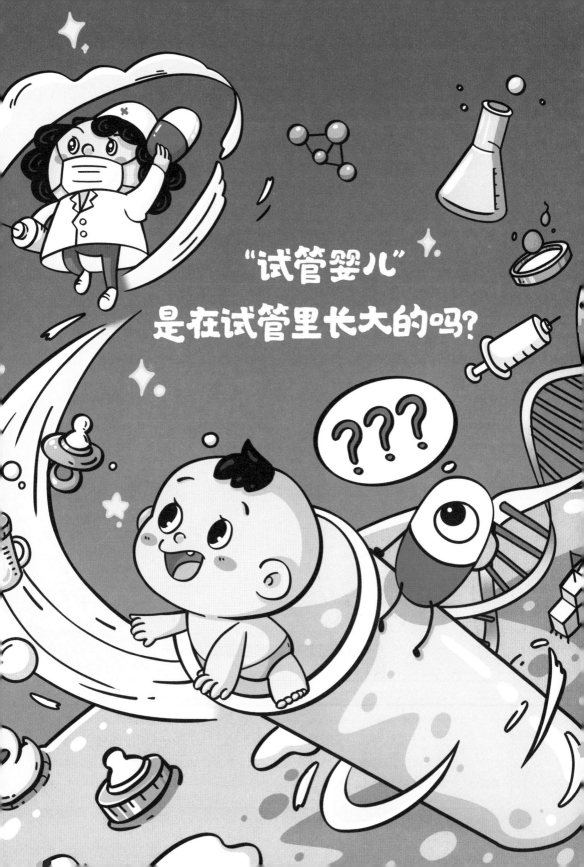

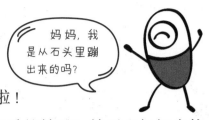

你知道你是从哪儿来的吗？

当然是从妈妈的肚子里生出来的啦！

爸爸妈妈结婚以后，爸爸身体里"爱的精灵"精子和妈妈身体里"爱的精灵"卵子，在妈妈肚子里子宫旁边一个叫"输卵管"的地方幸福地"相遇"了。它们都非常地爱对方，谁也舍不得离开谁，于是它们合二为一，摇身一变，成了"爱的结晶"——受精卵。

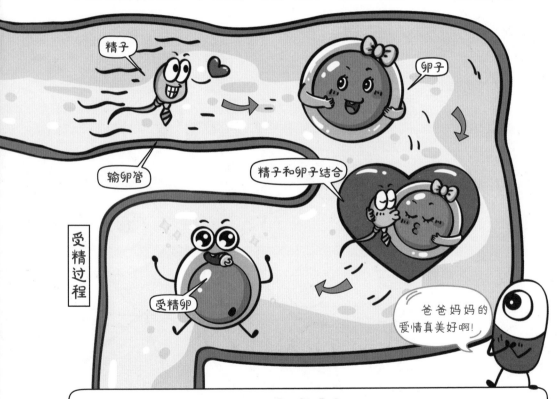

小贴士

精子是男性生殖细胞，由男性睾丸组织产生。卵子是女性生殖细胞，由女性卵巢组织产生。成熟精子可以使卵子受精，卵子受精后形成受精卵，不断细胞分裂发育成胚胎和胎儿。

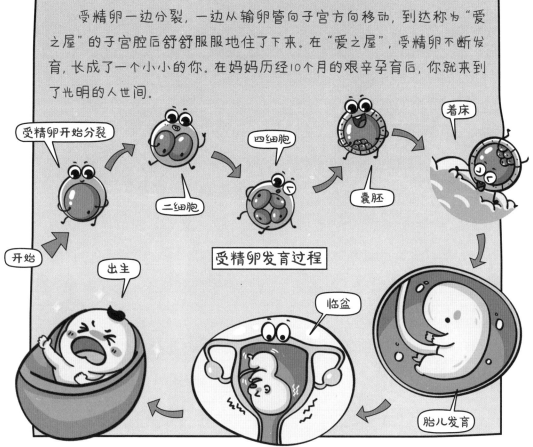

受精卵一边分裂，一边从输卵管向子宫方向移动，到达称为"爱之屋"的子宫腔后舒舒服服地住了下来。在"爱之屋"，受精卵不断发育，长成了一个小小的你。在妈妈历经10个月的艰辛孕育后，你就来到了光明的人世间。

受精卵开始分裂

二细胞

四细胞

囊胚

着床

受精卵发育过程

开始

出生

临盆

胎儿发育

那"试管婴儿"呢，应该是在试管里长大的吧？就像鱼缸里的小鱼吗？

当然不是啦。

如果因为身体原因，爸爸妈妈"爱的精灵"没法正常相遇，医生就想出了让它们相遇的"法宝"——"试管婴儿"技术。

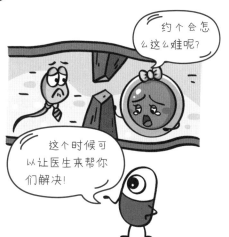

约个会怎么这么难呢？

这个时候可以让医生来帮你们解决！

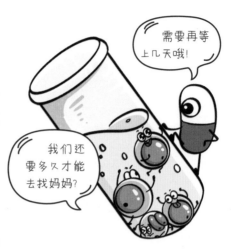

打个比方，遇到风雨交加的天气，花粉没有办法落到柱头上，于是人们在温室中把花粉取下，通过人工的方法撒到柱头上，就能结出果实了。

医生从妈妈的身体里取出卵子，放到培养皿中好好地保护起来，然后放进经过处理的精子，让它们"相遇"变成受精卵后，继续在培养皿里"培养"上三五天。等受精卵稍微"长大"些成长为囊胚，在医生的帮助下，再次回到妈妈的子宫里，之后就和正常孕育小宝宝的过程一样啦。

所以，通过"试管婴儿"技术出生的宝宝还是在妈妈的肚子里长大的！

这个辅助生殖技术在我们国家从无到有、从弱到强的全历程，可是离不开北京大学第三医院的张丽珠教授和她的团队的贡献。

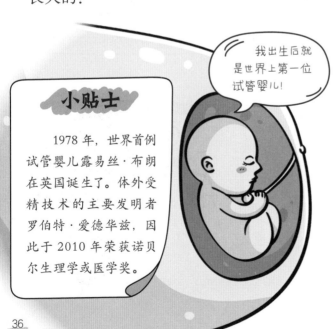

小贴士

1978 年，世界首例试管婴儿露易丝·布朗在英国诞生了。体外受精技术的主要发明者罗伯特·爱德华兹，因此于 2010 年荣获诺贝尔生理学或医学奖。

20世纪七八十年代，我们国家对于包括"试管婴儿"在内的辅助生殖技术的研究才刚刚起步，要设备没设备，要经验没经验，一切只能白手起家。张丽珠教授和她的团队只能挤在一间不到10平方米的小房子里进行实验。

"器皿要多次冲洗、消毒，反复使用。仅有几根穿刺针，用到针头钝了，就拿到钟表修理店去磨尖，直到针头上的螺纹全部磨光。"张丽珠教授说。

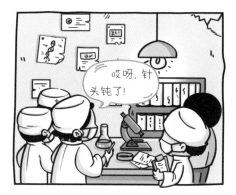
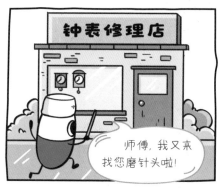

就是在这样"一穷二白"的条件下，张丽珠教授和团队在经历了12次失败后，再一次将胚胎放进了一位妈妈的身体里。

最终，1988年3月，我国内地第一个"试管婴儿"健康诞生啦！张丽珠教授因此也被称为"神州试管婴儿之母"。

之后，在科学家们的不断努力探索下，"试管婴儿"技术不光能帮助那些"爱的精灵"不能正常相遇的父母，还能解决很多大问题呢。

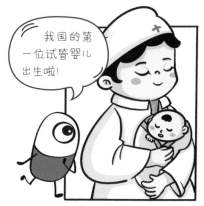

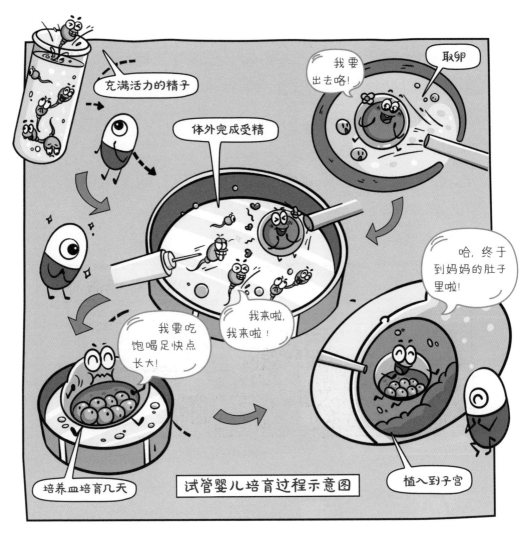

试管婴儿培育过程示意图

比如，一些有遗传性疾病的父母生出来的孩子，也会得这些遗传病。怎样才能让这些病不再遗传呢？

"如果能提前把带有这些病的基因筛出来就好了！"乔杰院士决心啃一啃这块医学硬骨头，带领着团队开始了对"第三代试管婴儿"技术的研究。

当年，乔院士还是张丽珠教授团队中的一名医生，亲眼见证了我国内地第一个"试管婴儿"诞生的历史性时刻。也正因为长期受到张丽珠教授的影响，乔杰院士总是对新事物、新技术充满着好奇和探索的欲望。

然而，正如登山一样，在攀登科学技术这座高峰时，总是会遇到各种各样的难题。

"能够见证那个医学奇迹，给了我极大的振奋。张教授那种不懈探索的精神和追求卓越的信念，让我相信没有什么困难是克服不了的。"做科研遇到瓶颈时，乔杰院士就这么给自己鼓劲。

榜样的力量果然是无穷的！遇山开山，遇水架桥，乔杰院士不知疲倦地迎接一个又一个困难，又不断想办法一个接一个地解决。

2014 年，她和谢晓亮院士、汤富酬教授团队合作，首次利用世界先进的基因技术，挑选出了正常胚胎，成功地帮助有遗传疾病基因的父母拥有了健康婴儿。这标志着我国"第三代试管婴儿"技术已处于世界领先水平。

> **小贴士**
>
> 植入前胚胎遗传学检测技术，也俗称"第三代试管婴儿"技术，是指在"试管婴儿"技术的基础上，通过检测，选择将没有疾病的胚胎植入子宫，从而不再将疾病遗传给下一代。

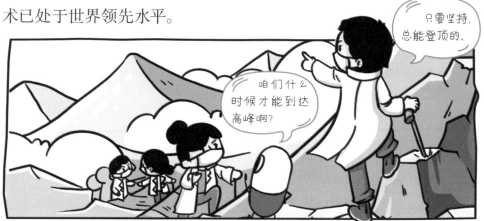

2019 年 4 月，我国内地首个"试管婴儿"又顺利生下了她的宝宝。乔杰院士慈爱地抱起"试管婴儿二代宝宝"，就像当年张丽珠教授抱着第一个"试管婴儿"一样。

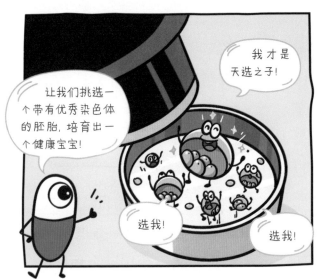
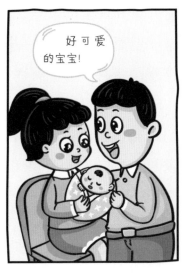

"我们永远都要想着再去攻克难关。"这句话一直在乔杰院士的心中回响，激励着她和所有志同道合的医生不断前行。

小贴士

沙夫－杨综合征是一种严重影响孩子健康的罕见病，由基因变异引起。可通过"第三代试管婴儿"技术筛选出不携带此种变异基因的胚胎，避免将疾病传给下一代。

2019 年，中国科学院院士黄荷凤利用"第三代试管婴儿"技术，帮助患有沙夫－杨综合征的爸爸成功得到健康的宝宝。

世间最宝贵的是生命，生命是宇宙中最神奇的存在，又充满了神秘。同学们，你愿意去破解孕育生命的难题，为人类的健康做出贡献吗？祝你们梦想成真！

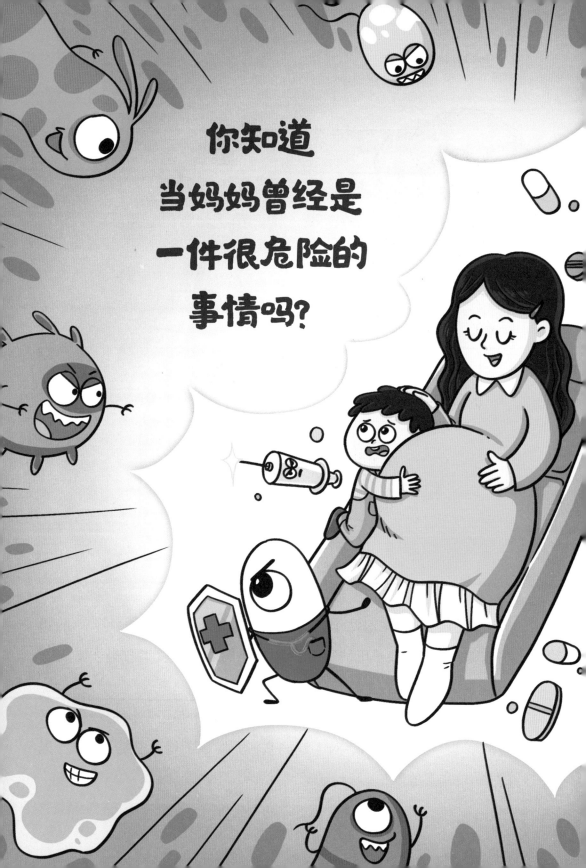

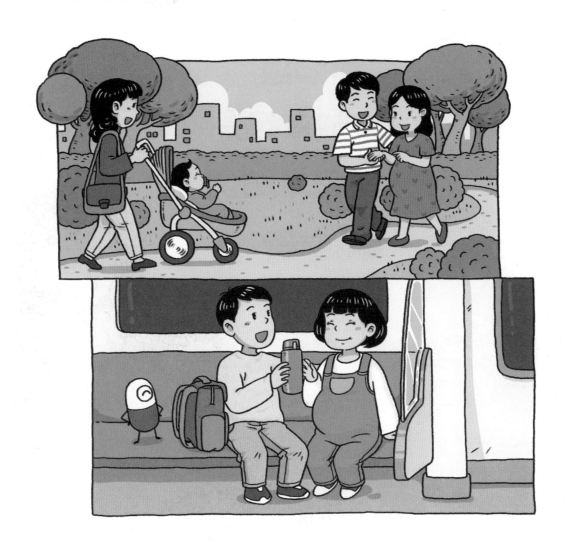

　　在公园里、在地铁上，你是不是总能看到挺着大肚子的准妈妈们呢？一说到肚子里的宝宝，这些准妈妈们的脸上总是洋溢着安详、幸福的表情。

　　可能在你看来，世界上有这么多人，那生孩子应该是一件很平常的事吧？可是在以前，对于妈妈来说，生孩子相当于是过一道"鬼门关"，非常危险！

为什么这么说呢？

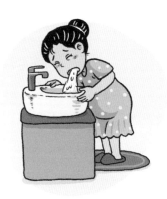

怀孕对每个妈妈来说，都是一个漫长的过程。在整个孕期，每位妈妈的身体和心理都会经历很大的变化，心理上会期待、忐忑和焦虑，身体上会产生各种不适，还要经历十月怀胎的辛苦和分娩的剧痛。

腰好疼呀！

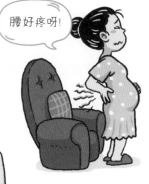

宝宝大了，妈妈没法平躺着睡了。

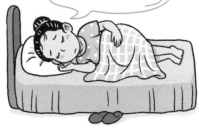

掉了东西捡不真是干着急！

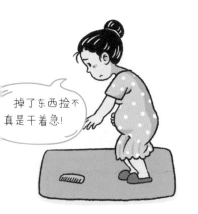

在新中国成立前，医疗条件十分有限。除了个别大城市的医院里有妇产科外，大多数的准妈妈在生孩子时只能依靠"接生婆"。

这些"接生婆"们并没有受过专门的医学训练，凭着仅有的一点点经验就"无证上岗"了。她们在接生时不消毒，有时甚至不洗手，有些连基本的接生知识都不清楚。

情绪波动大

伤心大哭

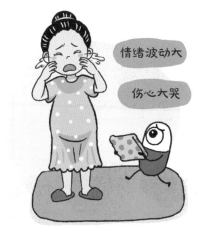

　　没有干净的接生环境和成熟的接生技术，旧式的接生方法给准妈妈们和宝宝们都造成了极大的危险。那时，每 1000 个准妈妈里就有 15 个在生孩子时死亡，而每 1000 个刚出生的孩子里就有 200 个死亡！

　　这么高的死亡率，让很多准妈妈对生孩子这件事既期待又害怕。

　　好在这样的情况已经成了历史！

　　20 世纪 20 年代，在美国、加拿大、德国等国家学习考察公共卫生事业和助产教育的杨崇瑞，看到了中国和国外的巨大差距。

　　杨崇瑞想，要让中华民族扔掉"东亚病夫"的帽子，就必须发展公共卫生事业。她立下了"把自己的青春和一生奉献给祖国妇幼卫生事业"的志向，创办了中国第一所现代化的助产学校。

　　有了这座助产学校，清洁消毒、科学接生的知识被越来越多的人了解，新式的助产士也被越来越多的准妈妈们接受，准妈妈们生

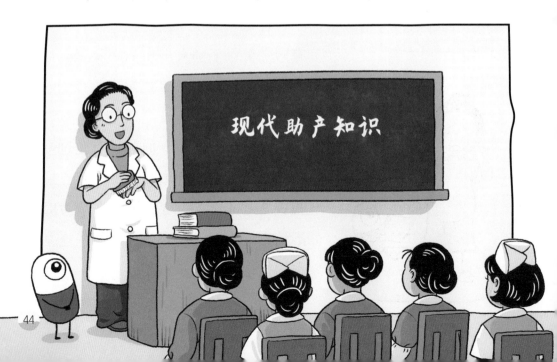

孩子时的危险大大减少了，宝宝们的死亡率也随着降低了不少呢。

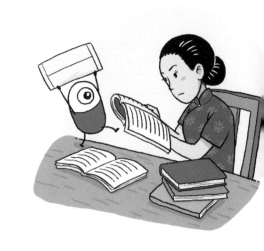

作为杨崇瑞的学生，林巧稚院士把"让所有的母亲都高兴平安，让所有的孩子都聪明健康"作为自己一生奋斗的目标。

为了达成这个目标，林巧稚认真钻研业务。在当时，由于技术的原因，出生的宝宝如果得了新生儿溶血病，就等于被判了"死刑"。

1962年的一天，林巧稚收到一封准妈妈的来信。这位准妈妈已经有3个孩子因为新生儿溶血病而去世了。"求求您了林医生，救救我腹中的胎儿吧！请您死马当活马医吧！"抱着最后的一线希望，这位准妈妈向她求救。

小贴士

新生儿溶血病是一种因为孩子和妈妈的血型不合而引发的疾病，出生后会造成脑瘫、智力障碍等后遗症，甚至死亡。

收到信之后，林巧稚茶不思、饭不想。在儿科实习时，每次有病魔夺去宝宝生命，她都很难受，陪着失去孩子的母亲一起流泪，那样的痛苦实在折磨人啊。

林巧稚下定决心，必须想办法解决这个问题！

她去查能找到的所有医学方面的书，连吃饭、走路时都在琢磨，经历了多少个不眠之夜，她终于想到了脐静脉换血法。

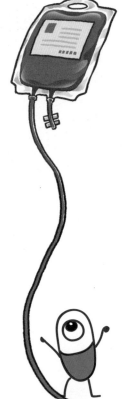

这可是之前所有人都没想到的一种办法啊！

当这位准妈妈的宝宝出生后，林巧稚检查出这个宝宝也得了新生儿溶血病。

看着越来越虚弱的宝宝，林巧稚立刻用新方法来给孩子做手术。

别看这个方法的原理简单，可在实际操作中却对抽血、输血的速度要求非常高，必须严格控制。

林巧稚先用手心把听诊器焐热，然后轻轻地贴在宝宝的胸前，同时用手示意，控制血流的速度。

一滴、两滴、三滴……当最后一次换血时新鲜的血液顺着输血管慢慢流进宝宝的身体，看着宝宝的脸色慢慢红润起来，守在病床旁整整 7 天的林巧稚终于露出了笑容。

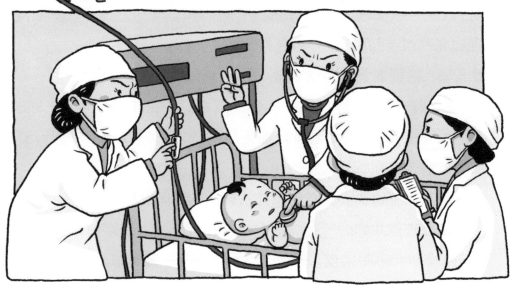

宝宝得救了，中国第一例新生儿溶血病手术成功了！

林巧稚说："我一生最爱听的声音就是婴儿的第一声啼哭，这些哭声让我感受到生命的奇妙，感受到作为医生的自豪，也体会到了作为母亲的快乐。"

林巧稚一生没有结婚，无儿无女，却亲自接生了 5 万多个孩子，被誉为"万婴之母"，就连大名鼎鼎的"中国杂交水稻之父"袁隆平也是她接生的。

林巧稚是中国科学院首届院士中唯一的女院士，她把一生全部精力都用在病人身上。很多父母为了感谢她的帮助，给孩子起名"念林""敬林""仰林""依林"……林巧稚亲切地说，这些都是她的孩子。

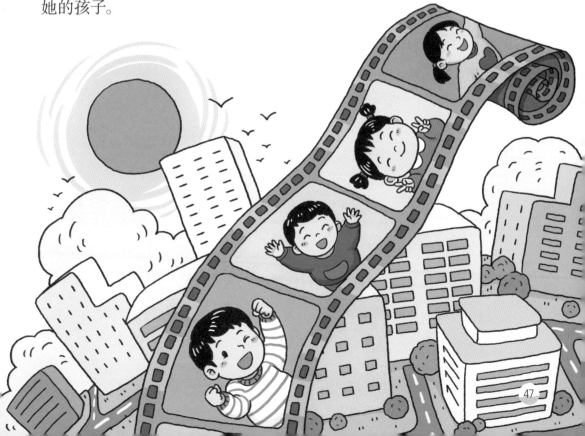

林巧稚在去世前昏迷时，留给世人的最后一句话是："产钳、产钳，快拿产钳来……又是一个胖娃娃，一晚上接生3个，真好！"

正是因为像杨崇瑞、林巧稚这样的科学家们的不懈努力，现在当妈妈已经不再是那么危险的事情了。如今，我国已经成为"全球十个妇幼健康高绩效国家"之一。

小贴士

林巧稚的学生、我国的"国产保健之母"严仁英率领团队发现，准妈妈每天补充0.4毫克的叶酸可以大大降低发生新生儿神经管发育畸形的风险。很快，不光我们国家，还有50多个国家的准妈妈们也都用上了这个办法呢。

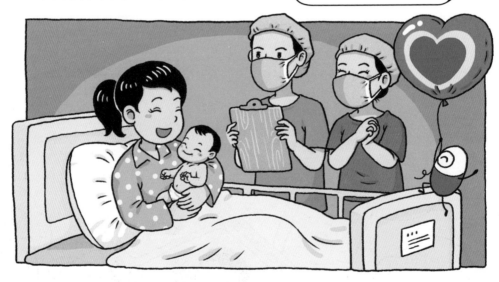

人人都说世上只有妈妈好。可是，正是有千千万万个医生的守护，你的妈妈才能顺利地把健康的你带到这个世界。

同学们，你将来是否也愿意像他们一样成为妈妈和宝宝们的守护神呢？

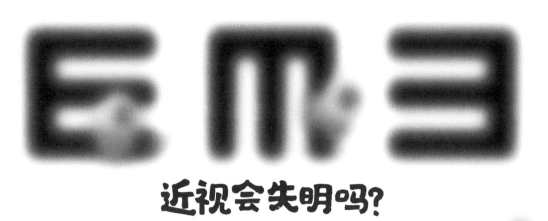

近视会失明吗?

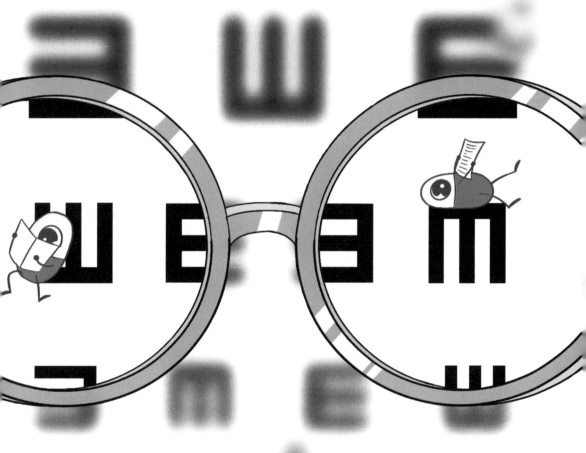

生活中，我们身边的"小眼镜"越来越多。

不知道正在看书的你，会不会有看远处东西眯眼、经常皱眉、写作业眼睛贴得近、黑板上的字看不清的情况？如果有，那么，很可能是近视了。

是呀，你们要做作业、要看书，大人们总是看电脑、看手机，所以，在现代社会，近视眼确实越来越多了！

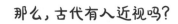
那么，古代有人近视吗？

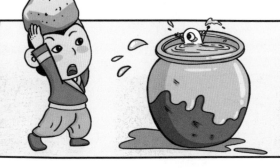

有，只是不多。
你知道司马光砸缸的故事吧？司马光就是个近视眼。

你是不是还好奇，动物会不会近视呢？

答案是肯定的。
小鸡、豚鼠等小动物都会近视。
有实验表明，如果让猴子长时间地近距离看电视，猴子也会近视。

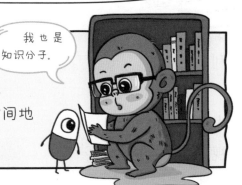
我也是知识分子。

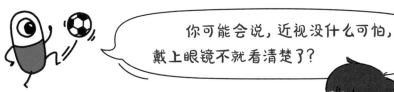

你可能会说,近视没什么可怕,戴上眼镜不就看清楚了?

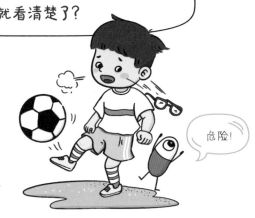

危险!

想想吧,打篮球、踢足球时,戴个小眼镜是不是不那么方便?万一眼镜被撞到还有受伤的风险!

如果你想当航天员、飞行员、军人等,那就更不能近视了。

而且,如果近视越来越严重,超过 600 度就是高度近视了。

如果高度近视,将来我们患视网膜脱离的可能性增加 13 倍,患白内障的可能性增加 5 倍,患青光眼的可能性增加 3 倍,而这些眼病都可以让我们失明。

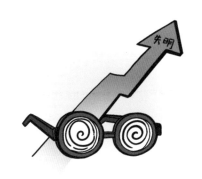

"除了丧失生命,没有比丧失视力更可怕的事情了。"面对失明患者,王宁利教授感同身受。

所以,当他得知 10 个大学生中至少有 1 个高度近视时,不禁深深担忧。

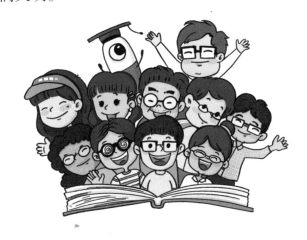

如果不在近视的早期进行干预，未来 5～10 年，我国成年人高度近视的发生率将大大增加。

你玩过多米诺骨牌吧？

试想一下，一旦高度近视人数增加，患眼病的人数也将大大增加，因这些疾病导致失明的人数自然也就大大增加。

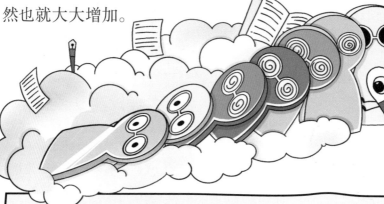

随着近视度数的加深，眼轴过度增长，眼球就像被逐渐吹大的气球，使得眼球壁及眼内的结构如视网膜、脉络膜逐渐变薄。

气球因为变薄可能出现"破洞"，眼睛也一样，如果眼底"破洞"就会出现视网膜裂孔、视网膜脱离、眼底出血等导致失明的疾病。

因此，高度近视者要避免过于剧烈的冲击性运动，如对抗性比赛、高台蹦极和跳水、坐过山车等。

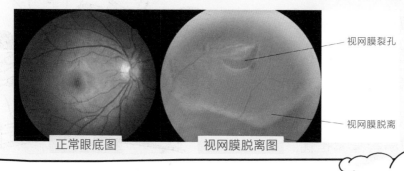

视网膜裂孔

视网膜脱离

正常眼底图　　　视网膜脱离图

遗憾的是，到目前为止，全世界还没有找到根治近视的方法。

那么，有什么方法可以预防和控制近视吗？

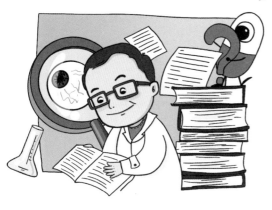

10 余年前，国内外还很少有人研究这个问题，王宁利教授深知近视的严重性，就开始寻找近视防控的方法。

"少年儿童近视现状反映了未来的国民身体素质，已关乎国家安全。近视防控需全民行动。"

2011 年起，王宁利教授带领团队深入河南安阳地区，建立了我国第一个多年随访的近视队列研究，即"安阳儿童眼病研究"，历经近 10 年，首次得到了这样的发现：

缺乏户外活动和持续近距离用眼时间过长是导致近视最重要的因素；阅读距离近、写字时歪头、手指尖距笔尖近、睡眠时间少等也是导致近视的危险因素。

王宁利教授还发现，小学一年级同学的远视储备越小，就越容易近视，他提出要保护好远视储备，近视眼防控要从娃娃抓起。

小贴士

刚出生时，我们的眼球一般都是比较小的，眼轴长度也短，这个时候我们就是远视眼，而远视的度数就是远视储备。随着年龄增加，眼轴变长，远视向正视过渡。如果眼轴长得过长，就会近视。

不仅如此，较多户外活动时间可以延缓眼轴增长的速度，对于还没近视的儿童，效果更加明显。

你知道吗？学校老师要求你增加户外活动时间、减少持续近距离用眼时间的"一增一减"的方法，就是王宁利教授提出来的。

或许，你已经知道了要养成良好的用眼习惯，但是作业还得做，书还得看，那怎么办？

为了"解放"需要长时间看近处的双眼，王宁利教授团队还研发了远像光屏，将生活中需要近距离看的书本和电子屏，通过远像光屏模拟到3～5米外距离，你就能远远地看书了。

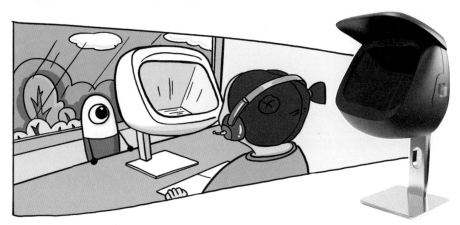

小贴士

与父母都不近视的儿童相比较，父母单方近视的儿童，近视的概率高2.1倍；父母双方都近视的儿童，近视的概率增长到了4.9倍。

除环境因素外，基因也是近视发生的一个主要因素。

科学家也一直在寻找与近视相关的基因，目前已发现超过500个与近视相关的基因，但是只能解释约10%的近视发病问题。

"既然促进近视发生的基因不好找，那我们就去找避免近视发生的基因！"王宁利教授决定反向思考。

研究团队发现约 10%～20% 的人即使过度用眼，到成年也不会近视。那么，他们身上是否存在某些保护性基因呢？

最终，王宁利教授团队发现了两组调控眼轴增长和近视的基因，是近视潜在的保护性基因。

顺着这个方向，未来，科学家或许能发现越来越多的近视防控基因。

那么，已经近视的了，怎么办呢？

及时佩戴眼镜。

但是，有不少近视的孩子没有佩戴合适的眼镜。

"精准验光是关键！"王宁利教授又给出了答案。

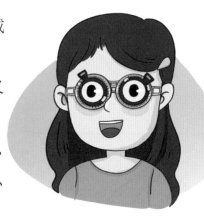

可是，你知道吗？尽管人眼非常精密，但其实我们看到的物象并没有实际那么完美，还存在一定的误差。

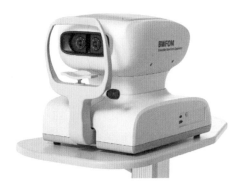

王宁利教授在全球首先利用自适应光学技术，研发了全自动验光机器人和个性化矫正镜，解决了人眼的细微误差，使我国进入精准化校正的时代。

不仅如此，王宁利教授还将目前 25 度一阶的验光制镜模式推向了 5 度一阶。

现在，你配眼镜，可以 5 度 5 度地增加，度数更加精准，也不会发生过度矫正视力导致近视度数快速增长的问题了。

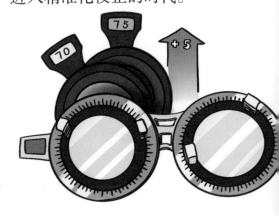

当然，这一切都不如行动起来，保护好视力，拥有一双明亮的眼睛。

也许将来，通过你的研究发明，眼睛的保护性基因会打败破坏性基因，"近视"这个词就会让人们感觉陌生啦。

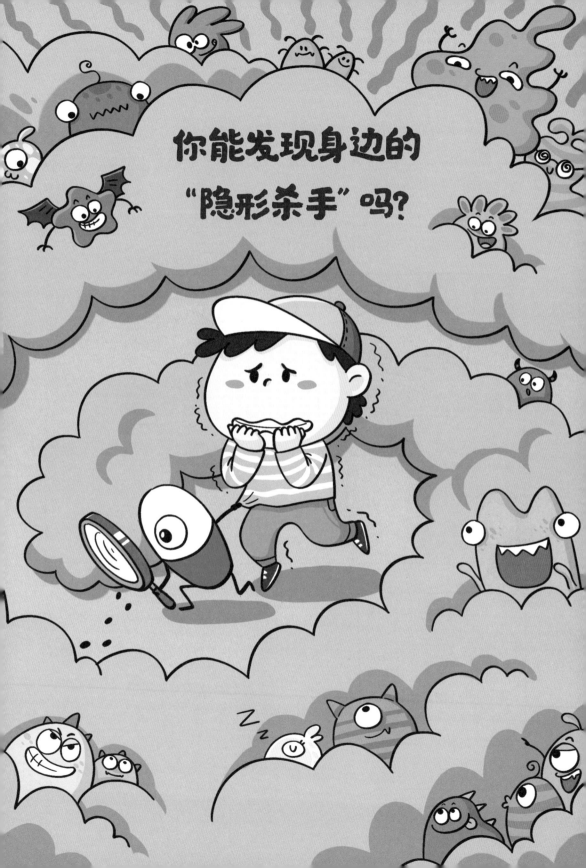

"采蘑菇的小姑娘,背着一个大竹筐……"

听歌声,我们就知道小姑娘的采蘑菇之行即将有很大的收获,是不是特想给她鼓掌?

且慢!同学们,如果她采的蘑菇中有长成下图这样的,预警!预警!危险已来,请勿靠近!

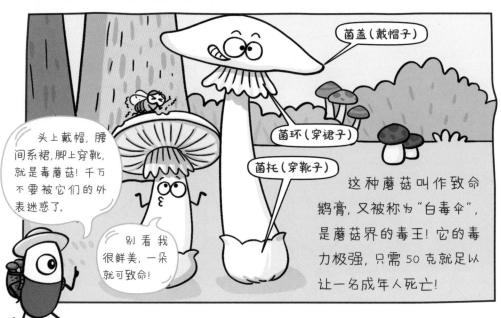

美食诚可贵,生命价更高。在我国,很多地方可见到这种蘑菇,尤其是来自广东、云南、四川、贵州、福建南部等地区的"小姑娘"们,切记:野生蘑菇不要采!作为毒蘑菇界的"头号杀手",它的日常工作,就是装扮成无辜又美丽的模样,潜在你身边,趁你馋时要你命!

小贴士

致命鹅膏是毒蘑菇的一种,毒蘑菇又称毒蕈(xùn)、毒菌等,是一类食用后可以对人或畜禽产生伤害,甚至引起死亡的大型真菌。

> **幸好，魔高一尺，道高一丈！**

毒蘑菇擅长伪装，我们研究蘑菇的科学家更擅长识别。数十年来，他们跋山涉水、钻山入林，不辞辛苦、不畏危险，誓要把威胁我们生命的毒蘑菇一个个都揪出来。目前，已经找到了520多种毒蘑菇。

这其中，有15%的品种都是由我国科学家首次发现的！没有发现，就没有防治，因为我国的科学家发现了它们，描绘了它们，并且研究了治疗的方法，让它们在全世界掠夺生命的速度被延缓了。

同学们，告诉你一个有关毒蘑菇的出身秘密。别看它们个头不小，却是和那些损害我们身体健康，肉眼看不见的病毒（如流感病毒）、细菌（如结核杆菌）是一家的，它们共有一个名字，叫作微生物。

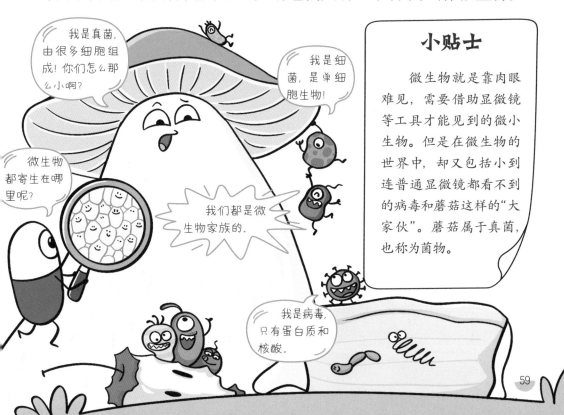

我是真菌，由很多细胞组成！你们怎么那么小啊？

我是细菌，是单细胞生物！

微生物都寄生在哪里呢？

我们都是微生物家族的。

我是病毒，只有蛋白质和核酸。

小贴士

微生物就是靠肉眼难见，需要借助显微镜等工具才能见到的微小生物。但是在微生物的世界中，却又包括小到连普通显微镜都看不到的病毒和蘑菇这样的"大家伙"。蘑菇属于真菌，也称为菌物。

除了上面介绍的毒蘑菇，我们身边还潜藏着各种可能同学们并不熟知的"隐形杀手"。

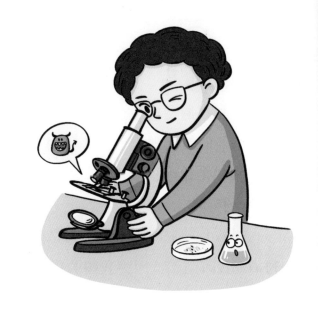

有一位伟大的女科学家——何凤生院士，专门研究和防治这些不知名的"隐形杀手"，挽救了无数生命！

20世纪70年代，在我国北方农村，每到初春就会出现一种"怪病"。该病突然发生，会让人抽搐和昏迷，患者主要是儿童，医生找不到病因；而且该病很难治，即使幸运被救活了，也会留下终身残疾。

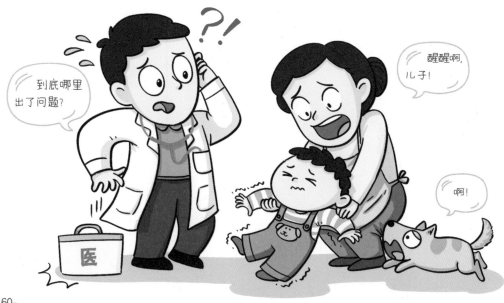

显然，这是一个破坏力极强，隐藏很深的"杀手"！孩子的生命安全迫在眉睫，必须尽快破案侦凶。一直致力研究人类健康"隐形杀手"的何凤生院士，接到命令后，即刻带队赶往现场调查。

　　到底是什么在害人？为什么总是发生在春天？为什么伤害对象主要是孩子？

　　尽管形势紧迫，人们焦虑纷飞，何凤生院士并没有慌乱，她保持着科学家的冷静，带着团队，从儿童的饮食、衣物、活动等一项项入手调查，运用流行病学分析方法仔细分析，最终寻找到了可疑的线索：患病的儿童都吃过甘蔗。

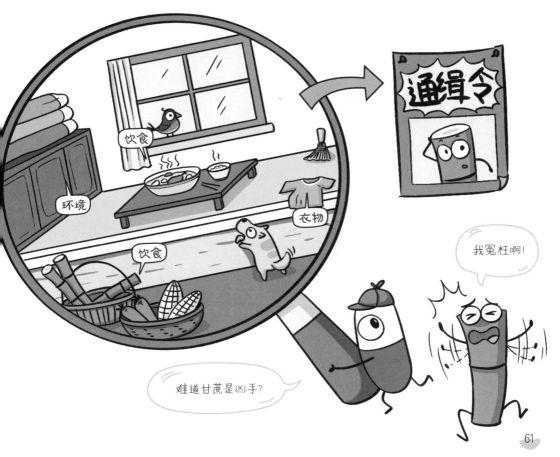

何院士反复看着手中的数据，大胆假设，拟定凶手就是甘蔗，并用科学家的严谨，将之界定为从南方运到北方的甘蔗。

众所周知，甘蔗不会害人命！但经过运输、存储过程的甘蔗，会不会被某种隐形的杀手盯上，伺机跑到它身上？

假设提出了，何凤生院士进一步搜集证据，并进行实验验证。发现患病儿童的症状很像霉菌感染引起的，据此，何院士通过动物实验，证实了一种叫作3-硝基丙酸的霉菌毒素就是隐藏的"真凶"。

原来是这些从南方销售到北方的甘蔗变了质，产生了这种毒素。对此，何凤生院士果断提出建议，封存变质甘蔗，迅速阻断了中毒扩展。

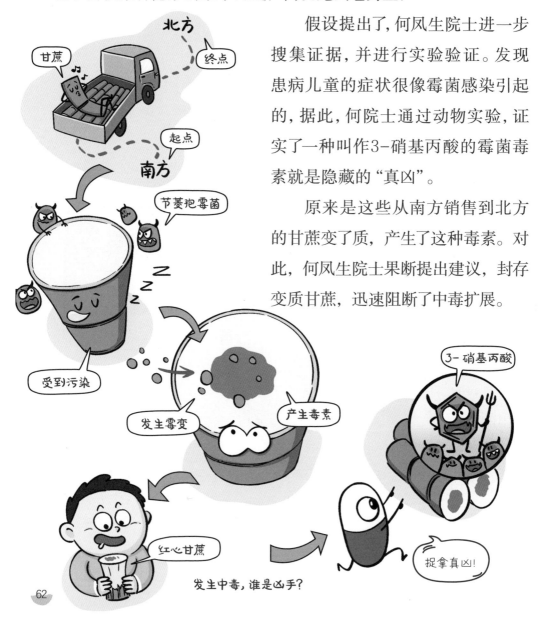

发生中毒，谁是凶手？

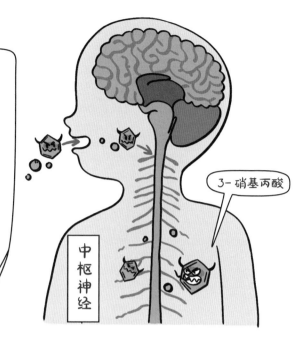

小贴士

切记，不要食用红心甘蔗。3-硝基丙酸，变质甘蔗中的主要毒性物质，是少数曲霉属和青霉属真菌产生的一种有毒代谢产物。甘蔗储存不当就会变质，会有肉眼可见的红色，3-硝基丙酸是流行于我国北方广大地区变质甘蔗中毒的病因，该中毒的主要表现为中枢神经系统受损。

何院士是世界上第一个发现3-硝基丙酸中毒性脑病的科学家！这是中国科学对世界的一项重要贡献，因为这个发现，后续的监测、治疗等研究才有了可能。

20世纪70年代，北京某化工厂的工人叔叔们出现了手脚发麻、四肢无力、瘫痪在床的怪病。何凤生院士再一次临危受命，去侦破引起这个"怪病"的"隐形杀手"。

通过仔细观察和询问，何院士把怀疑对象锁定在工人工作中使用的氯丙烯。可是，从来没有氯丙烯可以伤害人的神经系统、让人瘫痪在床的案例啊。

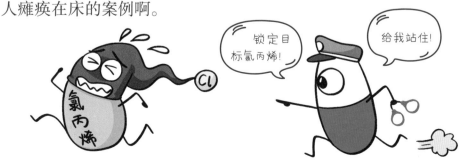

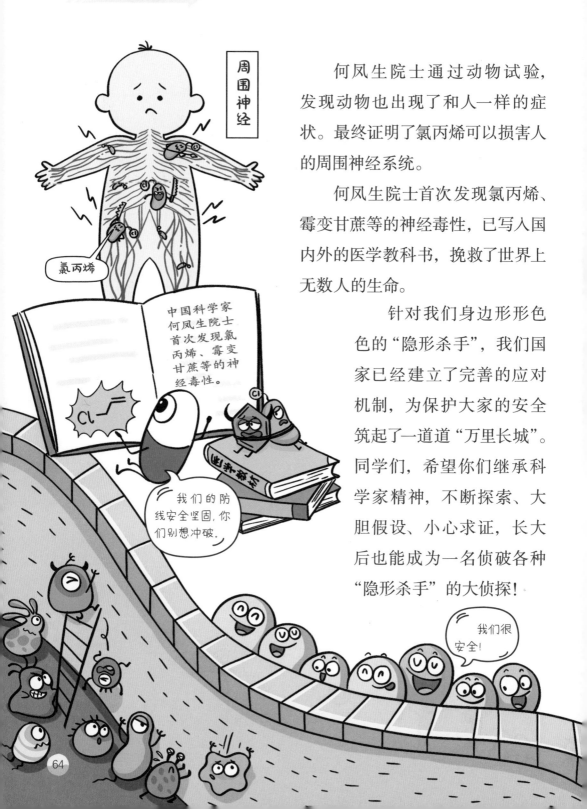

何凤生院士通过动物试验，发现动物也出现了和人一样的症状。最终证明了氯丙烯可以损害人的周围神经系统。

何凤生院士首次发现氯丙烯、霉变甘蔗等的神经毒性，已写入国内外的医学教科书，挽救了世界上无数人的生命。

针对我们身边形形色色的"隐形杀手"，我们国家已经建立了完善的应对机制，为保护大家的安全筑起了一道道"万里长城"。同学们，希望你们继承科学家精神，不断探索、大胆假设、小心求证，长大后也能成为一名侦破各种"隐形杀手"的大侦探！

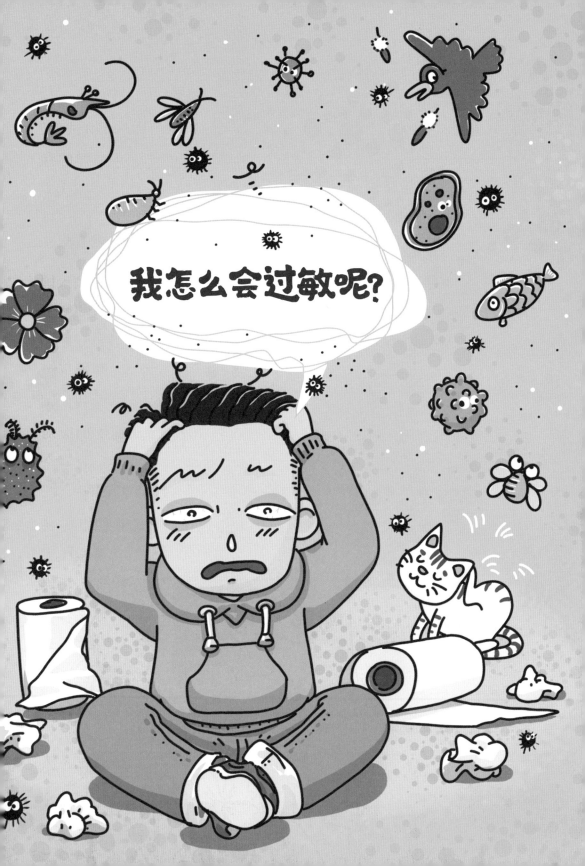

春天，万物复苏，草长莺飞，正是出游的好季节。

你和爸爸妈妈一起到户外玩耍，享受着大自然赋予的美好时光。公园里的花真好看啊，五颜六色、姹紫嫣红，你忍不住凑上前去闻闻花香，突然就开始打喷嚏了，鼻子痒痒的，可难受了。

一会儿妈妈过来找你，妈妈也开始咳嗽、流鼻涕了。

真奇怪，刚刚你和妈妈还是好好的，怎么这会儿闻到花香就开始不舒服了? 而花丛中的其他人都挺好的，玩得不亦乐乎，他们怎么没有反应呢?

其实，你和妈妈的这些身体反应，统统都是过敏的表现。

之所以你和妈妈都会出现过敏，是因为遗传的原因。

过敏是具有遗传特征的疾病，爸爸妈妈中的一方或者双方存在过敏性疾病，他们的子女很有可能也存在过敏性疾病。

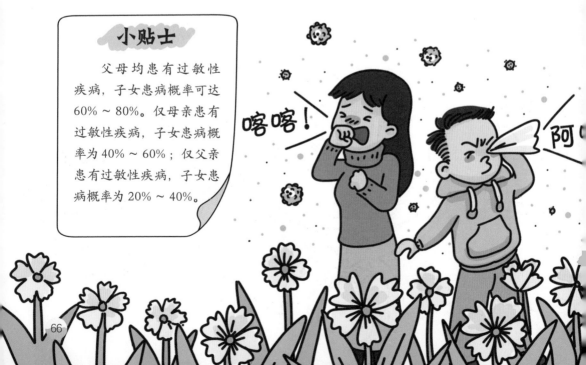

小贴士

父母均患有过敏性疾病，子女患病概率可达 60% ~ 80%。仅母亲患有过敏性疾病，子女患病概率为 40% ~ 60%；仅父亲患有过敏性疾病，子女患病概率为 20% ~ 40%。

咦,既然都是过敏反应,那为什么你是打喷嚏、鼻子痒,而妈妈是咳嗽、流鼻涕呢?

这是因为过敏有多种不同的身体反应,有的表现为打喷嚏、鼻子痒、流鼻涕,有的表现为眼睛痒、发红、发肿,还有的表现为咳嗽喘息,当然身上痒、起红斑风团也是常常出现的反应。

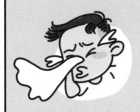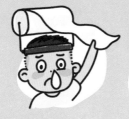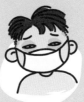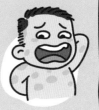

而且不仅是你和妈妈,现在患过敏的人越来越多了。

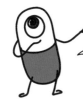

除了遗传因素,还有没有其他的原因呢?

当然有。

空气污染,比如雾霾天越来越常见;生活方式的改变,比如我们睡得越来越晚了;膳食结构的改变,导致肠道内细菌种类的改变……

这些都是造成越来越多人患过敏的原因。

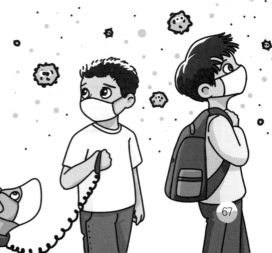

过敏在生活中真的无处不在。有的人闻花香会过敏，有的人吃鸡蛋、喝牛奶会过敏，还有的人接触宠物也会过敏。

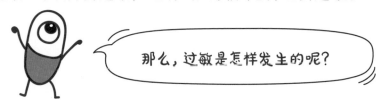

那么，过敏是怎样发生的呢?

要搞清楚这一问题，我们就要追根溯源，揪出造成这些反应的"元凶"。

造成过敏反应的"元凶"是一类被称为过敏原的物质，包括各种花粉、空气中的螨虫、动物皮毛、入口的食物和药物、皮肤接触的化学物质等。

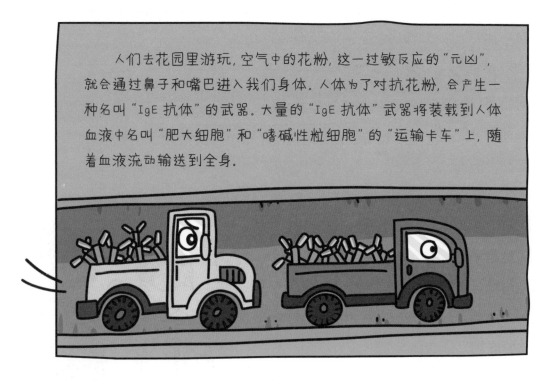

人们去花园里游玩，空气中的花粉，这一过敏反应的"元凶"，就会通过鼻子和嘴巴进入我们身体。人体为了对抗花粉，会产生一种名叫"IgE抗体"的武器。大量的"IgE抗体"武器将装载到人体血液中名叫"肥大细胞"和"嗜碱性粒细胞"的"运输卡车"上，随着血液流动输送到全身。

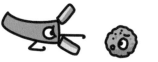

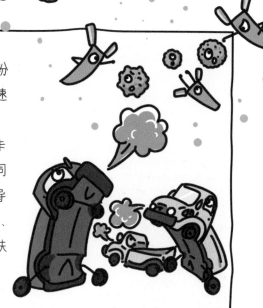

当人们再次遇到相同的花粉"元凶"时，"IgE 抗体"武器迅速对准"元凶"进行攻击。

在激烈的攻击对抗中，"运输卡车"肥大细胞和嗜碱性粒细胞会同时释放一系列物质，这些物质会导致我们出现眼睛红肿瘙痒、打喷嚏、流鼻涕、鼻塞鼻痒、咳嗽喘息、皮肤起红斑风团、皮肤瘙痒等现象。

春季和秋季，由于气候适宜、花期较长、花粉产量大，因此是花粉传播的高峰季节，也是这些过敏反应高发的季节。

我们都知道大自然中的花花草草品种繁多，每一种花粉都可能是一种导致过敏的"元凶"。比如蒿草花粉，它就是北方最常见的导致过敏的"元凶"花粉。但是，你可能对蒿草花粉过敏，而我对蒿草花粉不过敏，所以每个人对哪些特定的花粉过敏，需要一一分辨清楚。

大自然花粉这么多，一一分辨，那要花多少时间啊！

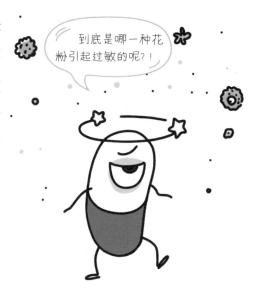

到底是哪一种花粉引起过敏的呢？！

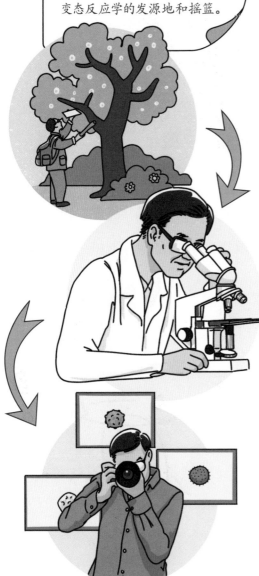

历史上还真有人这样做了呢!他就是北京协和医院、中国变态反应学奠基人之一的叶世泰教授。

那是 20 世纪 50 年代,有关过敏的研究在中国完全是个空白。当时的医学界认为,中国没有花粉过敏的问题。

叶世泰教授提出"中国也有花粉过敏症"的设想。为了求证这个设想,更为了帮助病人,他带领团队,走遍祖国的大江南北,亲手采集了一种又一种花粉。

清晨的时候,他们一群人会到野外用小木棒轻轻地敲打树枝,以使成熟的花粉脱落到白纸上。如果花粉在花苞里,他们就会趁着花苞还没开放时剪下花枝,等花开了之后,花粉自然脱落到白纸上。

收集到了花粉之后,他们再用显微镜观察花粉的形态,并用相机记录下来。

中国幅员辽阔，叶世泰教授带领团队就这样在不同城市间辗转奔走，像侦探一样，在物种纷杂的户外积累一种又一种花粉，最后成功收集并分辨出两百余种常见的导致过敏的花粉。

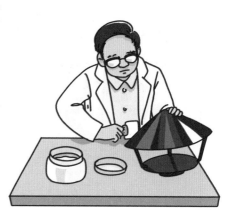

为了进一步探究花粉过敏的问题，叶世泰教授亲自设计了一个花粉收集器，并拿一个玻璃片涂上凡士林，挂在医院房顶。

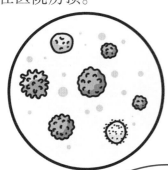

他发现每当过敏性鼻炎高发期，用显微镜看玻璃片上的花粉，一种漂亮的粉红色圆球样的花粉都会大量出现，这种花粉就是蒿草花粉。

为了确认蒿草花粉确实与过敏相关，他带领团队去郊外割回了很多蒿草，收集了蒿草花粉粉末。接着，他预约了一位怀疑患花粉过敏的病人，用金属钳子蘸了一点点粉末放到病人的鼻腔里，不到5分钟，病人就出现了打喷嚏、流鼻涕的情况，成功证明了蒿草花粉确实会引起过敏。

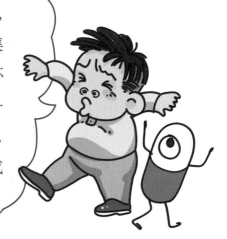

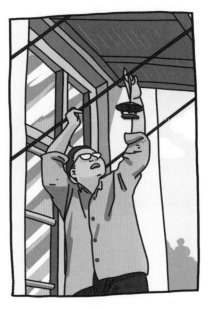

这是世界首次发现并证实中国存在花粉过敏症，奠定了中国过敏事业的研究基础。

这次试验成功后，他把这种自制的花粉收集器放到病人的屋檐下，来采集患者生活环境中的花粉。

直到今天，北京协和医院所用的花粉收集器依然是叶世泰教授当年设计的。为了中国人的健康，它已经整整守护了几十年。

千里之行，始于足下。在叶世泰教授及其团队的努力之下，我国第一次确定了蒿属花粉为我国北方地区的主要致敏花粉。他们编写的致敏花粉图册今天仍然使千千万万的过敏科医生及过敏患者受益。

同学们下次去公园玩，可以好好观察一下花粉，初步认识一下奇妙的过敏世界。感兴趣的同学，可以追随叶世泰教授的脚步，继续揭开过敏领域的未解之谜。

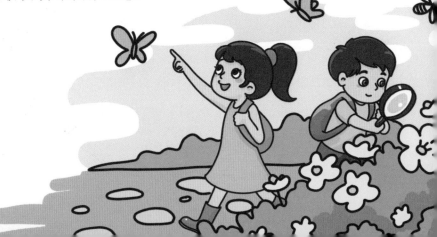

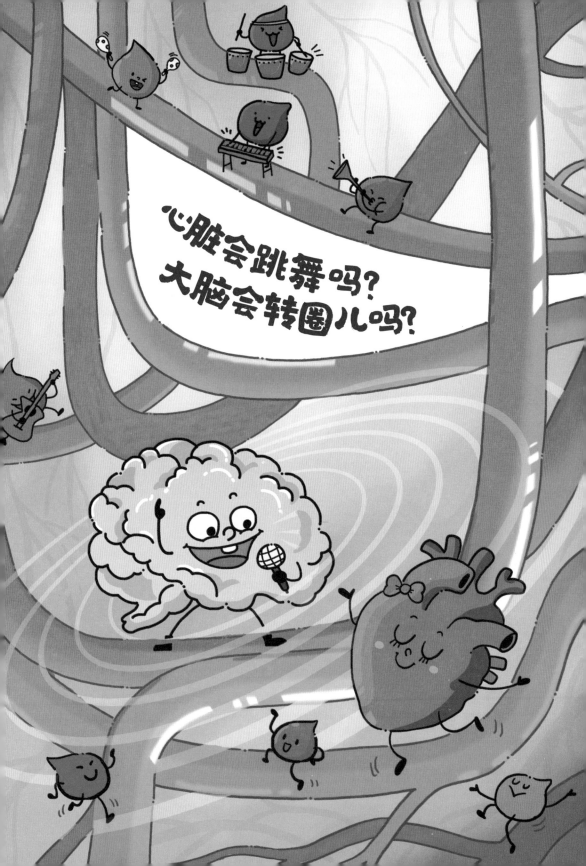

我们的身体里都有一颗心脏和一个大脑。你知道吗？它们一个会跳舞，一个会转圈儿。

现在，请把你的一只手握紧，你看到的拳头的大小大概就是你身体里会跳舞的心脏的大小了，是不是没有你想象中的大？你可以和爸爸妈妈、同学们比一比，看看谁有一颗大心脏！

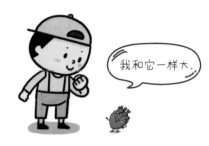

我和它一样大。

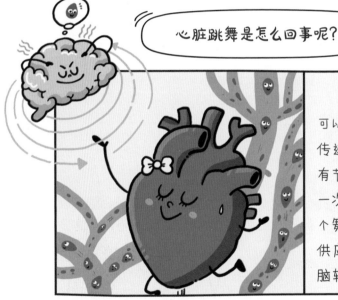

心脏跳舞是怎么回事呢？

我们的心脏特有的窦房结可以自动、规律地发出电信号，传递到心脏各个地方，就有了有节奏的、夜以继日的心跳。每一次心跳，也就是心脏的每一个舞步，就像水泵一样将血液供应到全身，尤其是保障了大脑转圈儿。

你知道吗？每一次心跳，心脏就会射出60～70毫升血液。大多数人每分钟的心跳是70～80次，也就是说，心脏每分钟要往身体输送5000毫升左右血液！小小的心脏非常了不起吧！

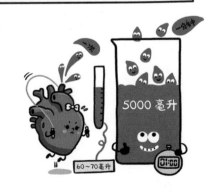

5000毫升

60～70毫升

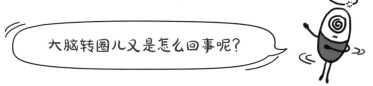

大脑转圈儿又是怎么回事呢？

　　我们身体的各种活动都离不开神经的调节，大脑通过"发出信号—到达特定器官—反馈信号"的模式，用1000多种神经反馈"圈儿"指挥着全身各类活动，循环往复。比如"饿了—吃—不饿了"这样的神经反馈"圈儿"。

　　大脑还可以收取外界信息，快速建立新的神经反馈"圈儿"，比如让你走路时不会撞到树上。通过不断储存你的记忆、情绪等，大脑会建立你特有的神经通路"圈儿"，什么是美的，什么是丑的……

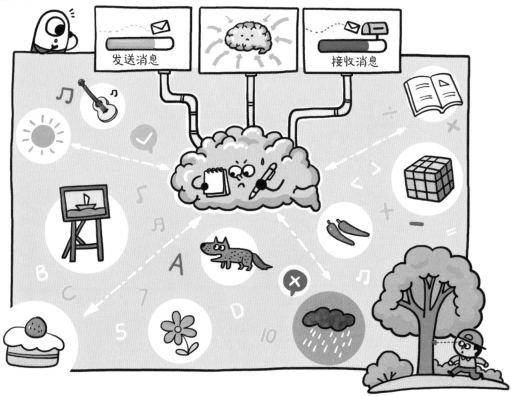

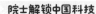
怎么样，大脑可以称得上是世界上最忙碌的"工作者"了吧？

我们为什么要把心脏跳舞和大脑转圈儿放在一起提呢？

虽然从解剖学的角度来看心脏和大脑离得挺远，但是整个血管系统却把它们两者串联在了一起，形成了人体的心脑血管系统。

此外，心脏跳舞保障大脑的充足供血和"转圈儿"功能，大脑通过收集身体各种信息，指挥心脏跳舞的速度、频率和射血量。

心脑之间的交流，不仅保障生命系统的正常活动，还能帮助我们感知世界、实现人生目标。

举个简单的例子：当我们的身体需要更多血液时，大脑开始转圈儿，它发出了"多来点血"的信号，收到"指令"后，心脏跳舞的速度开始加快、射血量增加。这时候，大脑会收到"更多的血马上到"的反馈。而睡觉时，大脑发出"要睡觉了，心脏跳舞慢一点"的信号，心跳就会慢下来，帮助身体进入睡眠模式。

看到这儿，同学们就明白了，互通互联的心脏跳舞和大脑转圈儿有多么神奇，对生命是多么重要！

还有的同学可能在想，如果能亲眼看一看心脏跳舞和大脑转圈儿就好了。别着急，还真有科学家帮我们实现了这一梦想，他就是程和平院士。而他帮同学们实现梦想所应用的核心科技就叫微型化双光子成像技术。

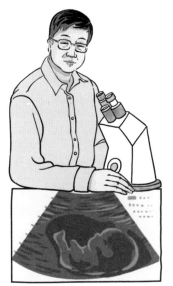

超声波成像

小贴士

成像技术就是各种方法和技术，能够以非常直观的形式展示人体内部的组织结构形态，或者脏器的功能等等。比如我们常常能够听到的 X 射线、磁共振成像（MRI）、CT 成像（计算机断层扫描成像）、超声波成像、电子显微镜成像等。随着技术的迅猛发展，目前成像的精度已经能够实现细胞级、亚细胞级、甚至能够看到单个分子。期待有朝一日，同学们能够发明更多新的成像技术，帮助科学家"一眼看穿"人体中隐藏的更多"奥秘"。

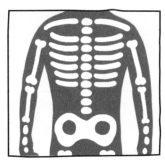

X 射线

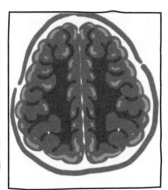

CT 成像

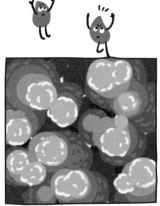

电子显微镜成像

开始研究微型化双光子成像技术时，程和平院士面临着很大的困难，因为要用到的一些部件只有国外才有。

遇到"卡脖子"的问题，程和平院士采取的办法是一一攻破：需要空心光纤就自己建拉丝塔；需要被外国人长期限制的微透镜技术就自己攻关。

攻破！

在程和平院士的带领下，经过 3 年多的努力，我们终于摆脱了在该领域的国外长期垄断，自主研发出了世界上体积最小、重量最轻的高时空分辨双光子显微镜，其核心部件只有拇指大小，仅重 2.2 克，是一款小鼠可以"戴着跑"的显微镜，真酷! 程院士说得好:"国家要建大仪器是大势所向，国家需求就变成我的专业。"

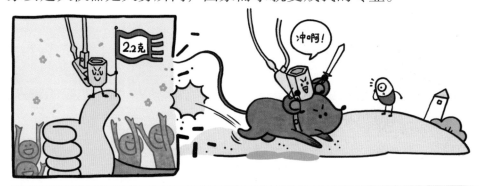

冲啊!

2.2克

小贴士

我国当代心脏病学之父陈灏珠院士，"一辈子只研究一颗心"。他通过电起搏和电复律技术，让不好好跳舞的心脏重新听话；他是我国第一位提出"心肌梗死"的人；是第一位完成选择性冠状动脉造影手术的人；是第一位成功实施埋藏式永久性心脏起搏器安置手术的人；也是世界上首位成功使用超大剂量异丙肾上腺素注射抢救"奎尼丁晕厥"的人。在发现和解决影响心脏跳舞等疾病方面创立了一个又一个的"第一"。

在我国，还有许多的科学家也在研究着跳舞的心脏和转圈儿的大脑，倾注了毕生的心血！

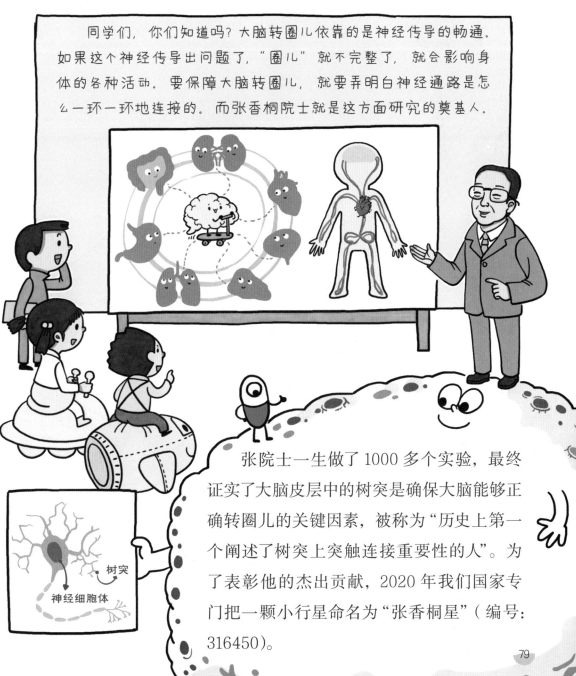

同学们，你们知道吗？大脑转圈儿依靠的是神经传导的畅通。如果这个神经传导出问题了，"圈儿"就不完整了，就会影响身体的各种活动。要保障大脑转圈儿，就要弄明白神经通路是怎么一环一环地连接的。而张香桐院士就是这方面研究的奠基人。

树突

神经细胞体

张院士一生做了1000多个实验，最终证实了大脑皮层中的树突是确保大脑能够正确转圈儿的关键因素，被称为"历史上第一个阐述了树突上突触连接重要性的人"。为了表彰他的杰出贡献，2020年我们国家专门把一颗小行星命名为"张香桐星"（编号：316450）。

揭示心脏跳舞、大脑转圈儿的奥秘，预防和治疗心脑的疾病还有许许多多有待回答的问题，今天依然有许许多多的科学家们为了心、脑的健康在孜孜不倦地进行各种各样的科学研究。

心、脑的奥妙不断地被研究和发现着，未来还会有哪些发现呢？同学们，爱惜好你的心、脑，带着你那份和科学家们一样执着的探索精神，去揭开更多的科学奥秘吧！

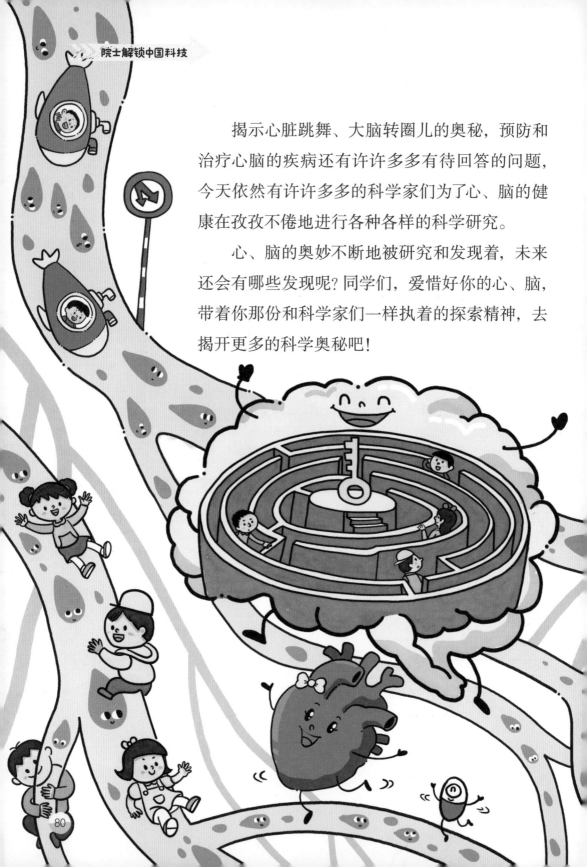

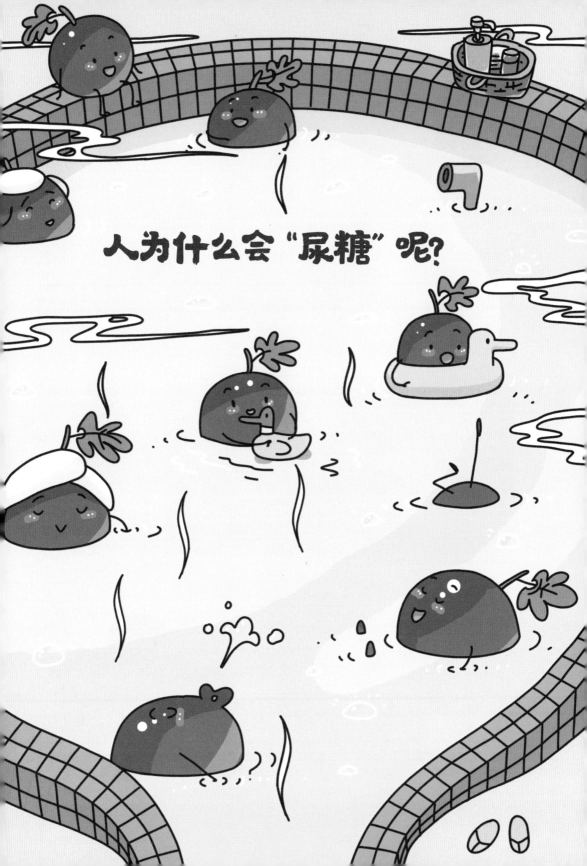

人为什么会"尿糖"呢?

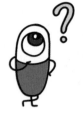

说到糖，你会想到什么？人体内有糖吗？

人体内不仅有糖，而且在糖多了的情况下，还会尿糖。

人体由 60 万亿的细胞组成，血液中的葡萄糖（血糖）是人体细胞能量的源泉，是它们的"美食"。

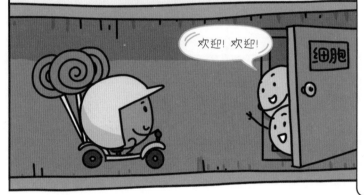

我们的肠胃就像个餐厅，把吃到肚子里的饭变成葡萄糖。胰岛素就像是餐厅的"送餐员"，由它们将这些葡萄糖"运输"到"顾客" —— 细胞中。

欢迎！欢迎！

细胞

小贴士

我们体内有胰腺，胰腺里面有一种细胞叫 β 细胞，这是合成和分泌胰岛素的细胞。胰岛素是我们人体正常存在的、唯一能够降低血糖的蛋白质。

当细胞们都"吃饱"后，多余的葡萄糖就会被胰岛素送到肝脏里暂时存起来。

当肝脏没地方的时候，多余的葡萄糖就会在肝脏被"加工"成脂肪，再被运到肝外组织储存或加以利用。这也是人为什么吃多了会长胖。

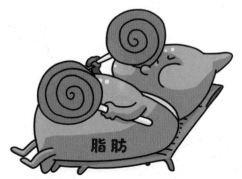

脂肪

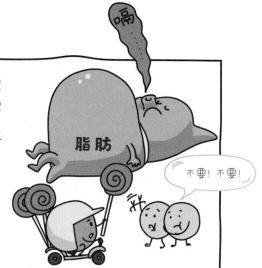

如果我们每天吃得过多还不爱运动，日复一日，细胞就会"吃得过饱"。当胰岛素再想把葡萄糖运输到细胞中时，就会被细胞拒收。

当葡萄糖既不能送入细胞也不能存入肝脏，我们人体的血糖浓度就升高了。

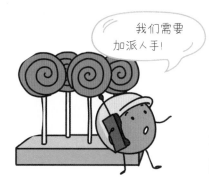

还有一种情况，当人体由于某些疾病破坏了胰岛 β 细胞，胰岛 β 细胞"生病了"，它派不出那么多的胰岛素"送餐员"去"送餐"了，就不能及时把葡萄糖"运输"到细胞中，这时，血糖浓度也会升高的。

那么，人为什么会尿糖呢?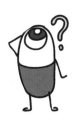

正常情况下人体尿液中是没有葡萄糖的。

但是，对于糖尿病患者来说，由于血液中的葡萄糖浓度不断增高，肾脏长期"超负荷"工作，终于累趴下了，再也吸收不了多余的葡萄糖了，过多的葡萄糖就会进入尿液中。

所以，当糖尿病患者的血糖浓度过高时，就可能会尿糖。

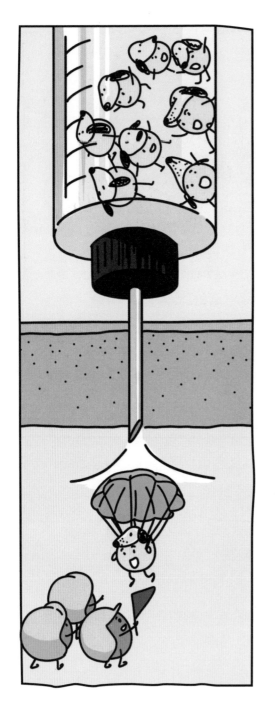

对于糖尿病患者，自身分泌的胰岛素不够用了，就需要"援兵"。于是，医生通过给病人身体注射胰岛素，增派"送餐员"来降低血糖浓度。

在20世纪初，糖尿病患者可就没有这么幸运了。当时，一旦得了糖尿病，就意味着死亡。因为，那个时候，人们还没有发现胰岛素，无法有效控制血糖。

直到1921年，人类首次成功提取了狗胰岛素。

第一代动物胰岛素的诞生，不仅扭转了糖尿病患者得病即死亡的命运，也促进了人工合成蛋白质的研究。

但是，直到20世纪50年代，蛋白质人工合成依然是个世界难题。在西方，有人甚至认为，"合成胰岛素将是遥不可及的事情"。

1958 年，在中国，一群年轻的科研人员正热情高涨地讨论着这个"遥不可及的事情"。35 岁的邹承鲁正是这群年轻科学家中的一个核心成员。

1951 年，在英国剑桥大学获得生物化学博士学位后，怀着一颗报效祖国的赤子之心，邹承鲁立即回国，来到中国科学院上海生理生化研究所工作。

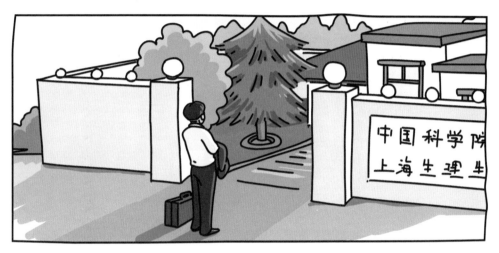

这时，他敏锐地感觉到了人工合成蛋白质是当时世界上生物化学领域的科研前沿，于是积极地和王应睐、曹天钦、钮经义、沈昭文等科学家一起，带领中国科学院上海和北京的科研团队，共同打响了攻克人工合成牛胰岛素的战斗，提出了"世界上第一次用人工方法合成的蛋白质在中华人民共和国实现"的宏伟目标。

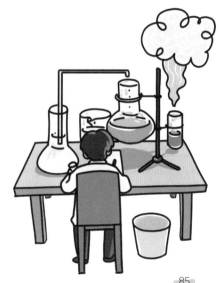

人工合成牛胰岛素，首先要分别合成A、B两条肽链，然后再把A、B两条链连在一起。

这是一项复杂而艰巨的工作，也是人工合成牛胰岛素最关键的问题之一。

邹承鲁领导的小组负责的正是A、B链的"拆合"工作。

为了完成这关键性的一步，邹承鲁带领团队查阅了所有能找到的实验文献，看到许多外国科学家都曾尝试重新组合胰岛素，但这些探索都无一例外地失败了。

小贴士

牛胰岛素是由51个氨基酸组成的蛋白质。这51个氨基酸分成了A、B两条肽链，A链有21个氨基酸，B链有30个氨基酸，两条链由两个化学键连接在一起。

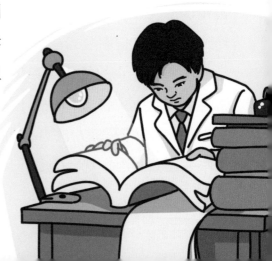

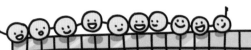

　　邹承鲁深知，在一个工作已经顺利开展、成果不断涌现的集体中，和在一个新的实验室自行创业，独立工作，是完全不同的经历，有完全不同的要求。

　　这就像是把一个黑煤球投入一个旺火炉，很容易就会烧红，但是如果要从头生火，把一个黑煤球烧红就不那么容易了。

　　但是，邹承鲁并没有被前人的失败吓倒，反而迎难而上，尝试了许多种将 A 链和 B 链重新组合的方法。

　　当时，实验条件非常简陋，大大增加了实验难度。他们经历了无数次失败和重来，实验过程中用掉的化学溶剂甚至足以灌满一个游泳池……

　　1959 年，邹承鲁小组终于使天然胰岛素拆开后再重合的活力稳定地恢复到原活力的 5%～10%。

　　这个结果令人鼓舞，不仅确认了胰岛素合成的大路线问题，还在一定意义上完成了胰岛素合成的最后一步工作。

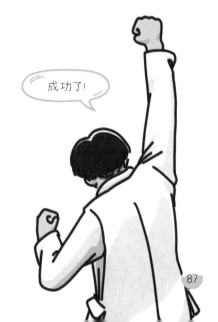

成功了！

又经过 6 年多的持续攻关，1965 年 9 月 17 日清晨，实验室中的所有人都既紧张又兴奋，都在翘首等待奋斗了 7 年多的结果揭晓。

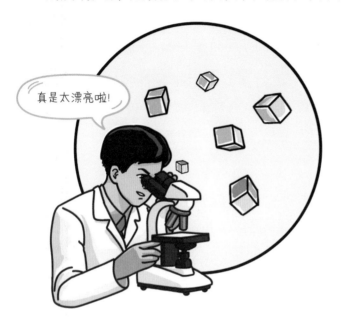

高倍显微镜下，一个个完美的六面体结晶体晶莹透明，像宝石一样在溶液中闪闪发光。整个实验室沸腾了，人们激动的心情难以言表，每个人脸上都洋溢着幸福。

世界上首批人工方法全合成的牛胰岛素晶体，在中国科学家手中诞生了。

这开启了胰岛素类药物发展的新里程，被誉为"前沿研究的典范"，是科学家为祖国在基础研究方面争得的一项世界冠军。

未来，你也想为祖国赢得世界冠军吗？那么，从现在开始，为自己的梦想努力吧！

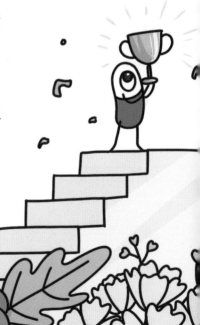

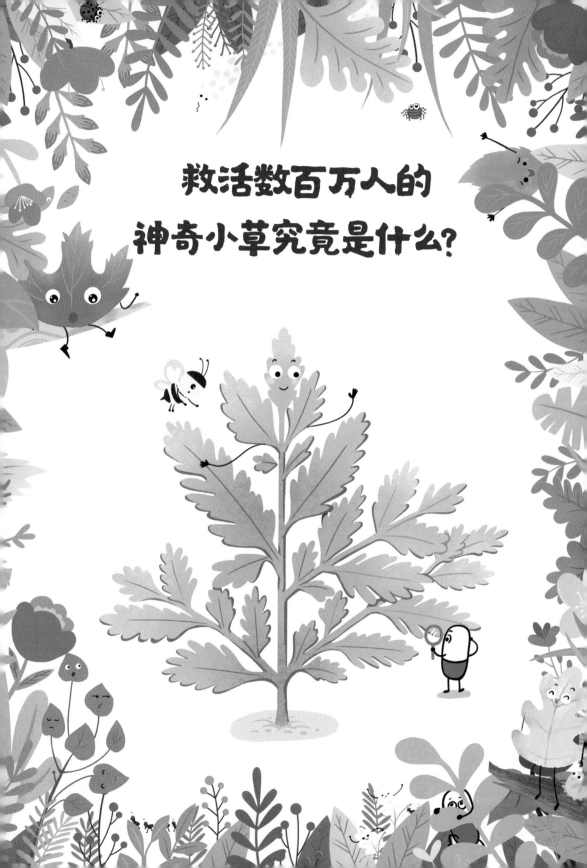

救活数百万人的
神奇小草究竟是什么?

看上去毫不起眼的蚊子，竟是隐藏在我们身边最致命的杀手。根据世界卫生组织 2020 年公布的数据，每年有 70 多万人因为蚊虫叮咬而死亡。

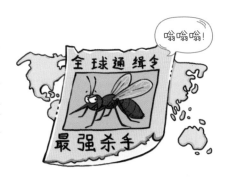

嗡嗡嗡!

或许你会惊讶,渺小的蚊子是怎么杀人的?

蚊子可怕之处不在于自身,而在它传播的疾病,其中"头号病魔"就是疟疾。

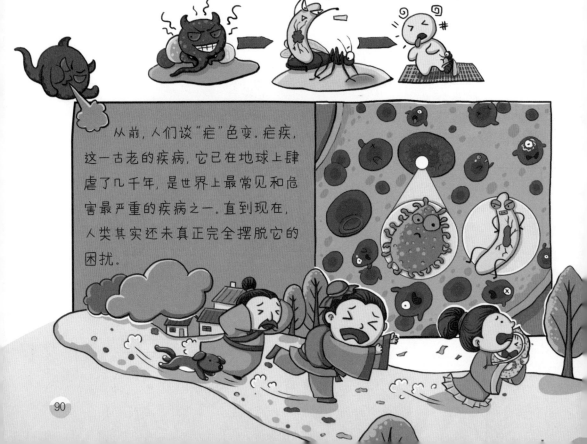

从前,人们谈"疟"色变。疟疾,这一古老的疾病,它已在地球上肆虐了几千年,是世界上最常见和危害最严重的疾病之一。直到现在,人类其实还未真正完全摆脱它的困扰。

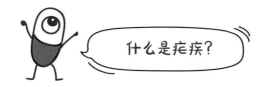

什么是疟疾？

疟疾的主要传播者是蚊子。我们都被蚊子叮过，为什么没有得过疟疾呢？因为，不是所有的蚊子都能传播疟疾，只有按蚊才能传播疟疾，而且是雌性按蚊，雄性按蚊是不会叮人的。雌性按蚊在产卵前，总想饱餐一顿鲜血，如果此时它叮咬的是一名疟疾患者，疟原虫就会随着血液流进蚊子的体内。当这只按蚊再叮咬下一个人的时候，狡猾的疟原虫就成功"搬家"了。来到"新家"的疟原虫会在人的身体里大量繁殖，等待下一只雌性按蚊上门，带着它的子子孙孙去占领更多人类身体。每个疟疾患者平均能传染上百人。

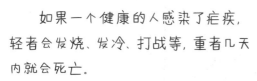

小贴士

疟疾，中国民间俗称"打摆子"，是由一种叫疟原虫的寄生虫感染人体后引发的一种急性传染病。

幸运的是，我国已经成功消除了疟疾，人们不再受其侵扰。

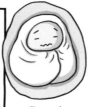
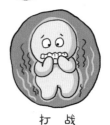

如果一个健康的人感染了疟疾，轻者会发烧、发冷、打战等，重者几天内就会死亡。

疟疾发作起来极为凶险，有一首诗这样描绘："冷来时冷得冰凌上卧，热来时热得蒸笼里坐，疼时节疼得天灵破，颤时节颤得牙关挫。"

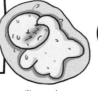
发 冷   打 战

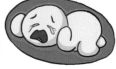
发 烧   重 症

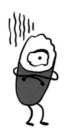

听上去是不是令人毛骨悚然？

别怕，如今人类已经找到了可以对抗疟疾的克星——一种来自中国的"神奇的小草"。

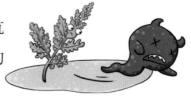

20世纪70年代，我国科学家从一种"神奇的小草"中发现了特效抗疟成分。如今，用它研制出的药物已经作为全球治疗疟疾的首选，挽救了数百万人的生命。

这种"神奇小草"就是黄花蒿。从小小的黄花蒿中成功提取出治疗疟疾的神药——青蒿素，离不开一位伟大的科学家：屠呦呦。她因此成为中国大陆地区首位获得诺贝尔生理学或医学奖的科学家。

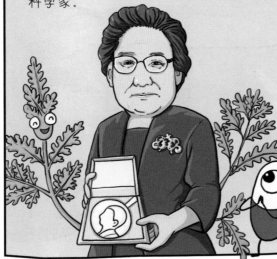

小贴士

黄花蒿，也被称为青蒿，是一种一年生草本植物，可高达1.5米，颜色为黄绿色，散发着浓烈的香气。具有青蒿素工业提取价值的黄花蒿集中产于西起重庆酉阳，东至湘西吉首的武陵山区，当地野生黄花蒿的青蒿素含量普遍在千分之五左右。

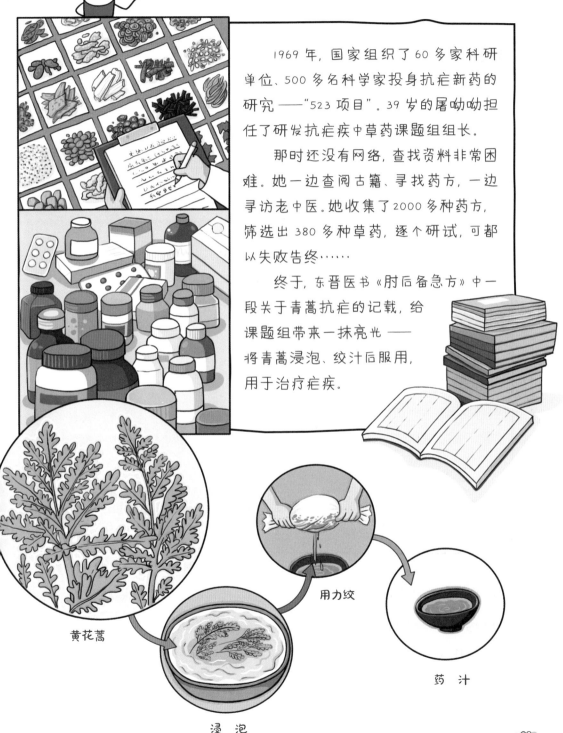

1969 年，国家组织了 60 多家科研单位、500 多名科学家投身抗疟新药的研究——"523 项目"。39 岁的屠呦呦担任了研发抗疟疾中草药课题组组长。

那时还没有网络，查找资料非常困难。她一边查阅古籍、寻找药方，一边寻访老中医。她收集了 2000 多种药方，筛选出 380 多种草药，逐个研试，可都以失败告终……

终于，东晋医书《肘后备急方》中一段关于青蒿抗疟的记载，给课题组带来一抹亮光——将青蒿浸泡、绞汁后服用，用于治疗疟疾。

黄花蒿

浸泡

用力绞

药汁

为什么古人用"绞汁"而不是传统中药"水煎"的方法来用药？

难道是因为加热时会破坏青蒿里的有效成分？如果换成其他溶剂，比如低沸点的乙醚，用低温提取呢？

那时，药厂都停工了，要什么没什么，大家只能用土办法尝试。在几间简陋的平房和破旧的小院里，他们忍着刺鼻的异味，用买来的 7 个大缸反复提炼，再把得来不易的样本投入试验……千辛万苦的努力换来的是数不清的失败和愈加锲而不舍的意志。

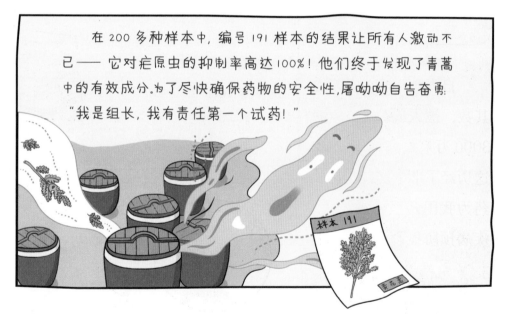

在 200 多种样本中，编号 191 样本的结果让所有人激动不已——它对疟原虫的抑制率高达 100%！他们终于发现了青蒿中的有效成分。为了尽快确保药物的安全性，屠呦呦自告奋勇："我是组长，我有责任第一个试药！"

在 1972 年那个炎热的夏天，她和其他 3 名科研人员毅然"以身试药"，一周忐忑的试药观察下来，没有发现提取物对人体有明显毒副作用。随后，经过团队成员的实验验证，最终获得了具有抗疟作用的有效单体青蒿素。

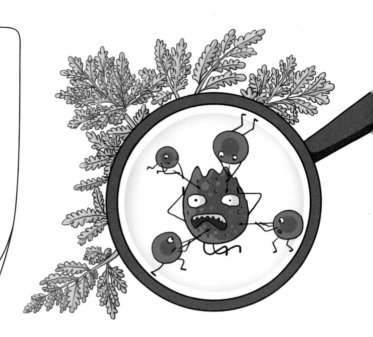

小贴士

青蒿素是如何攻击疟原虫的呢？青蒿素就像一个个"精准发射"的武器，它们先是入侵被疟原虫感染的细胞，然后钻进疟原虫的体内，在里面大搞破坏，让疟原虫难以招架。奇妙的是，它们只对疟原虫"开火"，不会伤及无辜的健康细胞。

自青蒿素问世以来，青蒿素类抗疟药所治愈的疟疾患者不计其数，被人们称作"救命神药"。我国从 20 世纪 40 年代的每年约 3000 万疟疾病例，到 2021 年 6 月获得世界卫生组织消除疟疾认证，这历经了半个多世纪的疟疾防控运动，是一项了不起的壮举！中医药为我国乃至全球的疟疾防治做出了巨大贡献，这也是我们几代疾病预防控制人员的重大成绩。

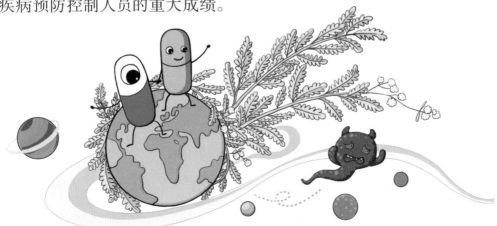

然而，人类与疟疾的抗争旷日持久，即使有如此强大的青蒿素、如此发达的医学，我们仍然无法彻底将它消灭。一些具体的科学问题仍是未解之谜，比如疟原虫对青蒿素产生抵抗能力后，下一个创新性"神药"会是什么？

或许，在古老的中医药宝库中，还蕴藏着无数种这样的创新性"神药"。发现、发掘、发扬中医药宝库的钥匙，就在你的手上。

小贴士

已经80多岁的屠奶奶曾说："中医中药是一个伟大的宝库，经过继承、创新、发扬，它的精华能更好地被世人认识，当为世界医学做出更大的贡献。我们中国人的成果被国际认可，关键是真正解决了问题，挽救了许多生命。应该用现代科学手段不断认识中医药，这是我们这一代和下一代科研工作者的责任。"

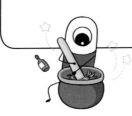

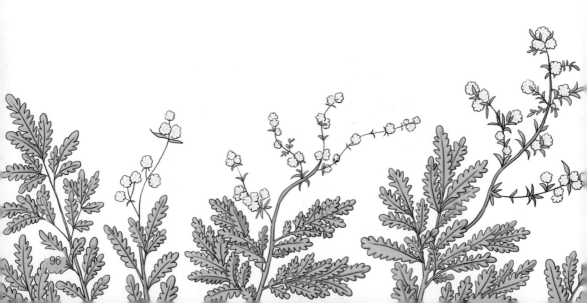

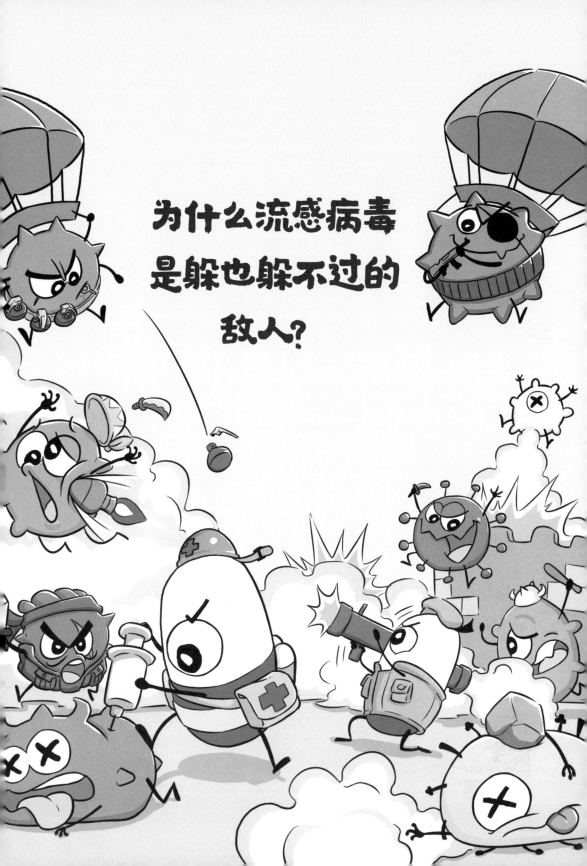

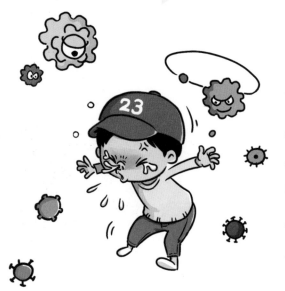

每到冬春季，同学们会注意到，我们生活中经常会得一种叫感冒的疾病，打喷嚏、鼻塞、流鼻涕、咳嗽、头疼、发烧发寒、喉咙痛、咽炎、气管炎、肺炎、不想说话……所有这些，好像都跟感冒有着千丝万缕的联系。

"感冒"这个词其实在我国古代就已经有了，感冒即为"感受风邪冒出之意"。感冒可分成细菌性感冒和病毒性感冒。

小贴士

细菌性感冒因细菌感染引起，人类发明的抗生素可以治疗它；病毒性感冒由病毒感染引起，除了流感病毒，还有许多导致感冒的病毒，包括同属于冠状病毒的新冠病毒的"兄弟姐妹"。

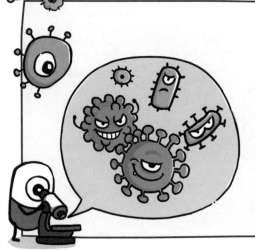

病毒和细菌都是微生物，我们肉眼是看不到的，需要用显微镜才能看清楚。比如说，一个小小的针眼，直径大概是1毫米，如果让一群流感病毒排成队，大概需要一万个，才能排成一条像针眼的直径那么长的队伍。换算成一万人的话，能站满一整个足球场呢。

流感病毒的基因组是由7～8个节段组成。同学们的遗传物质来源于爸爸和妈妈，两组染色质，而流感病毒可以有7～8个"爸爸妈妈"，所以流感病毒特别容易发生变异。季节性流感每年都侵扰着我们，真是躲也躲不过的敌人啊。

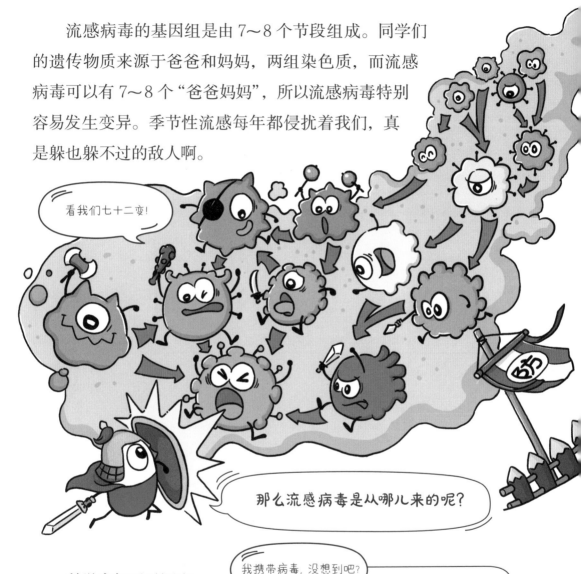

看我们七十二变！

那么流感病毒是从哪儿来的呢？

科学家们通过调查，发现自然界里的野生鸟类是流感病毒的主要天然宿主。

我携带病毒，没想到吧？

小贴士

宿主是能给病原体提供营养和场所的生物，包括人和动物。

99

2004 年，在牛津和哈佛两大世界名校积累了 13 年之后，高福院士举家回国了。他始终坚信，科学没有国界，但科学家有自己的祖国。所以，他说："回国就像回家，不需要理由。"

2005 年，我国青海湖发生大规模野鸟死亡事件，引起了大家的关注。高福院士敏锐地意识到这是一次与众不同的事件，他快速组织研究队伍，很快证明事件的元凶是变异的高致病性 H5N1 亚型禽流感病毒。

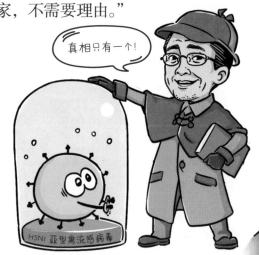

这可是国际上首次报道高致病性 H5N1 禽流感病毒能大规模感染野生迁徙鸟并导致死亡，改变了野生迁徙鸟只是流感病毒贮存宿主的定论。

那么，禽流感病毒又是从哪里来的呢？

2013 年，我国发生了 H7N9 禽流感病毒感染人事件，大家特别恐慌，这病毒是从哪儿来的，为什么会感染人类呢？

再扑朔迷离的身世，不一定有原点，也总有一个起点。比如大闹天宫的孙悟空，至少我们知道他是从石头里蹦出来的。

高福院士带领团队对 H7N9 禽流感病毒的遗传信息进行分析，发现 H7N9 病毒极有可能是野生迁徙鸟携带的流感病毒与长江地区当地鸡鸭携带的流感病毒发生了基因片段重配。

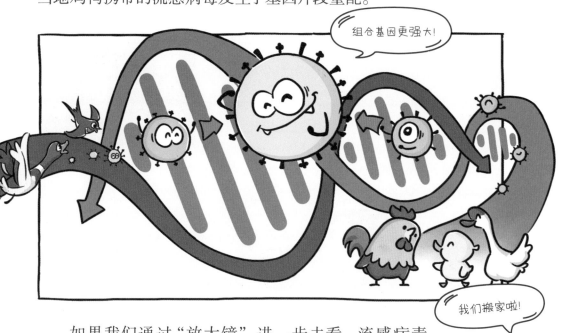

如果我们通过"放大镜"进一步去看，流感病毒跨物种传播的蛋白质物质基础又发生了什么变化呢？

高福院士带领团队通过探寻"方寸"之间的奥秘，发现流感病毒感染进入宿主，需要首先吸附到细胞上，与细胞受体结合，然后再进一步完成"入侵"的过程，这样野生鸟类身上的病毒就到家禽和人身上了。

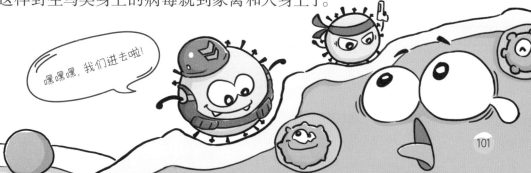

雕塑坐落于中国科学院北京天地科学园区（奥运园区）的中心位置，是为了纪念以中国科学院为核心的团队，在全人类抗击流感事业中做出的卓越贡献。雕塑是一个被打开的艺术化处理的流感病毒，整个雕塑动态体现着"格物致知，匠心惟微"的精神。

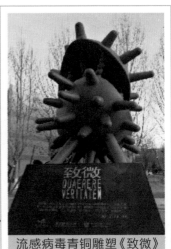

流感病毒青铜雕塑《致微》

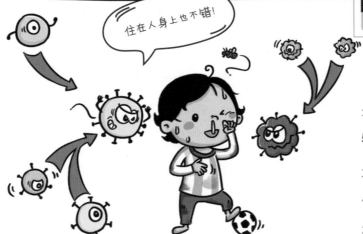

住在人身上也不错！

一般来说，动物身上的病毒，只喜欢动物，并不喜欢人类。但是有些病毒通过异常进化，开始选择人作为新宿主。

从演化的角度看，人类的出现要远远晚于病毒，到底是病毒袭击了人类，还是人类侵犯了病毒的领地？

病毒与人类的关系，就像同学们看的《猫和老鼠》动画片里的汤姆与杰瑞，相互斗争，又相互依存。

高福院士常说："开阔自由的思想是科学发现的必由之路，科学研究中不能卡脑子。"

在人类改造大自然的过程中，我们就会发现未知的世界更大更复杂，"形而上者谓之道，形而下者谓之器"。在人类与病毒没有硝烟的微战争中，我们要遵循生物多样性的厚"道"：保护自然平衡，创建和谐生态。

2018 年，为纪念 1918 年流感大流行百年，高福院士联合各国病毒学家们倡议，把每年的 11 月 1 日定为"世界流感日"。

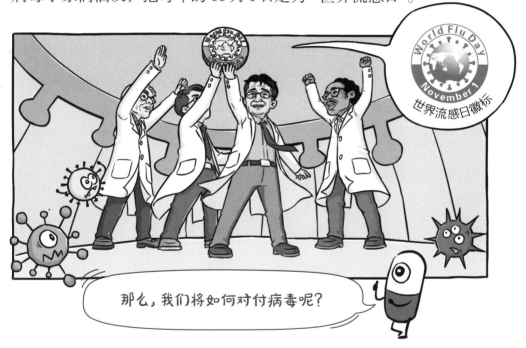

"防患于未然"是最好的策略，及早地发现疾病，就能给为健康而战的细胞争取时间，更重要的是，在重大疫情隐患初期，及时发现传染源并切断传播途径，无疑是疾病防控的最高境界，"知己知彼"则"安如泰山"。

2019 年底，突如其来的新冠疫情，给我们社会和人们健康带来了巨大的威胁。高福院士带领中国疾控中心团队，争分夺秒，不分

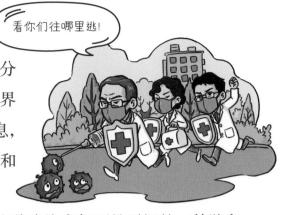

昼夜，在不到一周的时间内，分离和鉴定了新冠病毒，向全世界及时分享了病毒基因组序列信息，为疫情防控以及后续新冠疫苗和药物及时研发奠定了重要基础。

高福院士一再提到，科学的道路从来都不是平坦的，科学家需要耐得住寂寞、沉得下心，他说："科研过程中，我承受过很多失败。但爱科学就要去全力追求她。只要大家共同努力，一定会研制出精准制伏病毒的雕翎箭，命中病毒阿喀琉斯之踵。"

同学们，很多科学家都像高福院士一样，在竭尽全力的拼搏中，在失败与成功的交织中，追逐着为了人类福祉的科学梦想。

机遇偏爱有准备的头脑。

同学们，你们准备好了吗？你们愿意成为病毒斗士吗？那就快快长大，走进病毒的世界，向科学要答案，来保护你们的亲人们，保证大家健健康康。

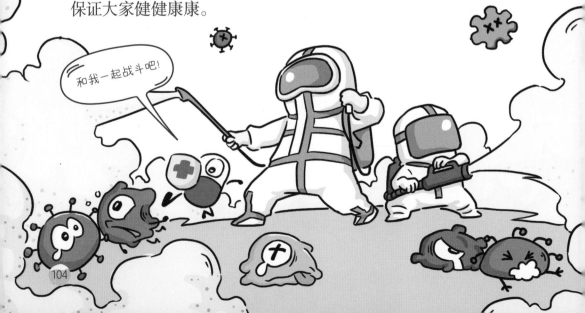

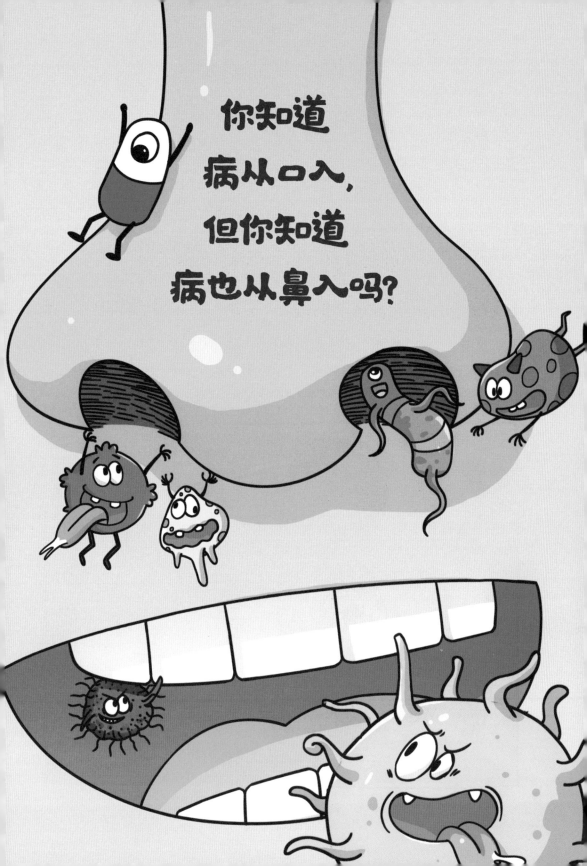

"病从口入"一般是提醒我们要注意饮食卫生。没错，我们很多病症都是因为吃错了食物所致。如，某种食物本身就有毒，或者吃了带有细菌的食物。

一直以来，人们都认为病从口入。其实，病毒、细菌也是可以从鼻子进入的。

小贴士

如果我们饮用了不洁净的水或者食用了不干净的食物，就可能会出现发烧、恶心呕吐、拉肚子等症状。被污染的水还可能造成一些疾病的大范围传播，严重时可导致世界范围的大流行，造成数百万人的死亡，例如霍乱、伤寒、痢疾等。

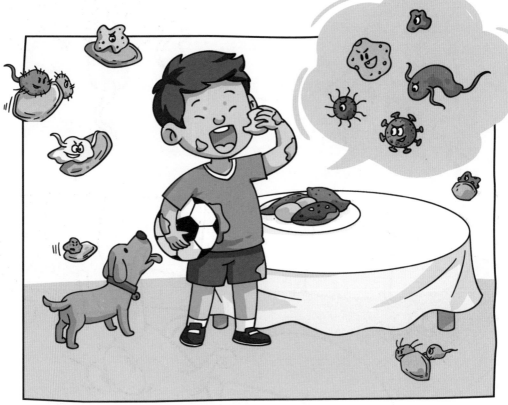

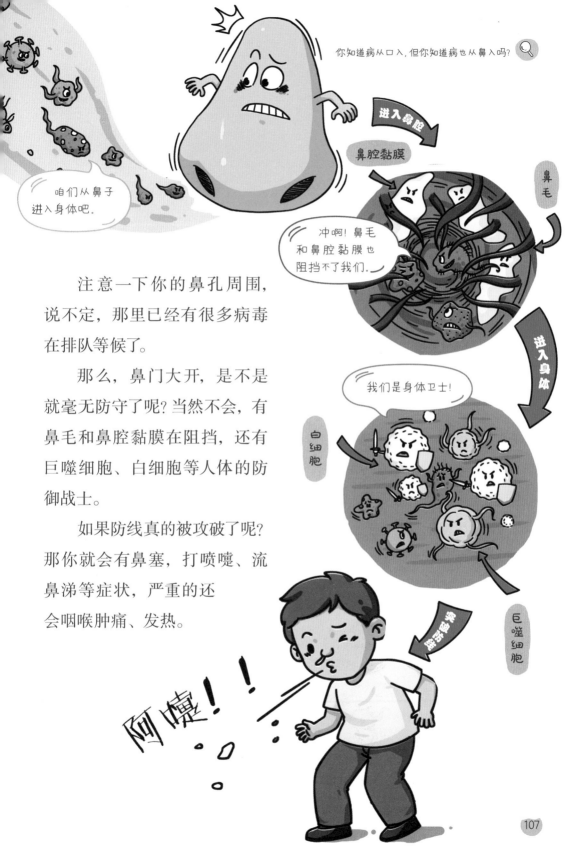

进入鼻腔

鼻腔黏膜

鼻毛

咱们从鼻子进入身体吧.

冲啊！鼻毛和鼻腔黏膜也阻挡不了我们.

进入身体

我们是身体卫士!

白细胞

注意一下你的鼻孔周围，说不定，那里已经有很多病毒在排队等候了。

那么，鼻门大开，是不是就毫无防守了呢？当然不会，有鼻毛和鼻腔黏膜在阻挡，还有巨噬细胞、白细胞等人体的防御战士。

如果防线真的被攻破了呢？那你就会有鼻塞，打喷嚏、流鼻涕等症状，严重的还会咽喉肿痛、发热。

巨噬细胞

阿嚏！！

为什么会是通过鼻子，而不是皮肤？

人体的皮肤、头发上，的确通常会沾染病毒和细菌，可它们无法从毛孔进入。鼻子是永远敞开大门的，所以，鼻子是病毒进入人体的捷径。

无所不在的空气藏着怎样的秘密呢？在看似透明的空气里，弥散着一些空气污染物。它们有的呈现气态，有的则是液态或固态颗粒物。

你可千万别小瞧了这些颗粒物！它们形状各异，表面容易黏附其他东西，成为空气中其他污染物以及病毒、细菌最爱搭载的"顺风车"。

这个"顺风车"就是PM2.5，问题很严重啦，它们冲破鼻子的防线，可不仅仅是造成感冒这样的症状了。

小贴士

空气中的颗粒物非常小，最大的直径仅有1毫米的1/10，我们常说的PM2.5，就是其中一种细颗粒物，它的直径仅有我们头发丝的1/30！它能较长时间悬浮在空气中，它在空气中的浓度越高，就代表空气污染越严重。

救命呀！

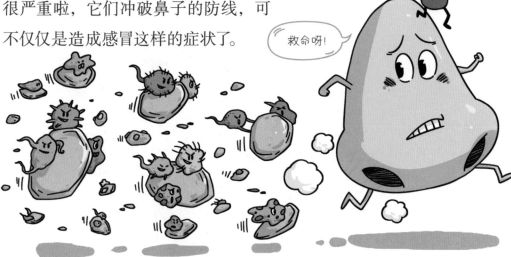

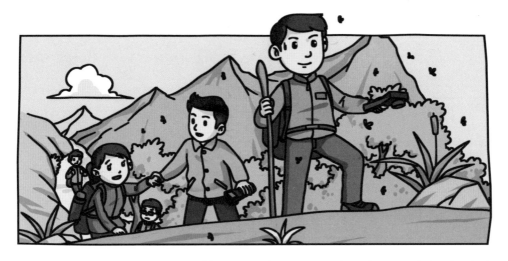

这些细颗粒物进入人体后，它们是怎么搞破坏的？它们会导致严重的疾病吗？会导致哪些疾病呢？

为了找到答案，顾东风院士组建了一支精锐的科学家团队，集中力量开始了大范围、长时间的追踪调查。

他们颠簸在崎岖的山路，他们徒步翻越山岭，他们会被蚊虫叮咬得浑身是包，这些都不能阻挡他们去中国各地的调查一线，及时发现和解决问题。

面对庞杂的数据，他们进行复杂的整理分析，利用计算机测量、模拟每位研究对象生活环境中空气细颗粒物的浓度与人们的健康数据。

正如顾东风院士所说："做研究要有清醒的头脑，更要拥有好体力、坚强的意志，需要团队的协作精神。"

他们用了 23 年的时间，追踪调查了 12 万人，以科学证据表明，空气中的细颗粒物会通过鼻子进入呼吸道，进入肺，甚至会进入血液中。

想想就让人不寒而栗，因为这些细颗粒物会长驱直入，破坏人的呼吸、心血管、神经等重要系统。

人们如果长期生活在被细颗粒物污染的空气中，发生脑卒中、冠心病、肺癌等疾病的概率会提升11%～45%！

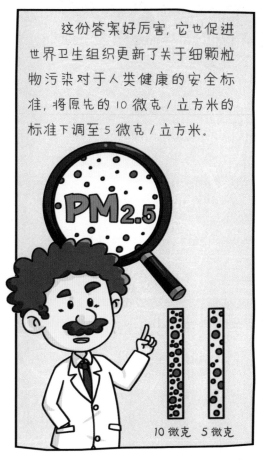

这份答案好厉害，它也促进世界卫生组织更新了关于细颗粒物污染对于人类健康的安全标准，将原先的10微克／立方米的标准下调至5微克／立方米。

10微克　5微克

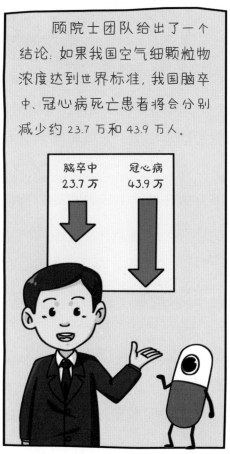

顾院士团队给出了一个结论：如果我国空气细颗粒物浓度达到世界标准，我国脑卒中、冠心病死亡患者将会分别减少约23.7万和43.9万人。

脑卒中 23.7万	冠心病 43.9万

预防很重要啊！同学们，遇到雾霾的天气戴口罩很重要，保持良好的生活习惯很重要，如勤洗手、保持安全的社交距离。当然，提高自身免疫力也很重要啊。

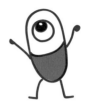

除此之外，还有什么好办法能从源头上控制病毒吗？

病毒再"凶猛"，也是有办法应对的。

那就是消毒！

新冠疫情发生后，人们对环境消毒更加重视。

2020 年，在北京新发地冷链环境中检测出了新冠病毒。科学家研究发现，新冠病毒在 –10℃至 –1℃的环境温度下存活时间更长，可存活好几周，甚至几个月呢。这时候，消毒剂的作用也会发挥失常。

怎么办？

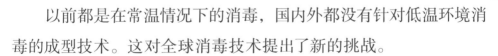

以前都是在常温情况下的消毒，国内外都没有针对低温环境消毒的成型技术。这对全球消毒技术提出了新的挑战。

面对新出现的难题，中国疾控中心消毒学首席专家张流波教授迎难而上，带领团队开始了科研攻关。

那段时间，张教授平均每天工作 16 小时以上，加班加点进行实验研究，他不信就不能在低温下击穿病毒的铠甲。

意志坚强的人怎么会被失败打垮呢？经历了 5 个月的时间，张教授率领的团队成功了。

他们破解了低温消毒这一全世界都头疼的难题——研制出了-18℃低温消毒剂和 -40℃低温消毒剂，让包括新冠病毒在内的多种病毒在低温环境中也无处躲藏！

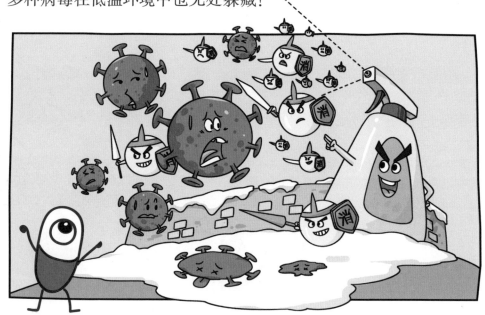

更加令人称赞的是，张教授团队毫不犹豫地向国内外公开了这来之不易的消毒剂配方。他们说，能为打赢这场人类与新冠病毒的战役尽自己的一份力，是科研工作者的责任！

青山一道同云雨，一路汗水一路歌。

同学们，你们准备好了吗？未来某一天，也许你们也将加入像顾东风院士、张流波教授这些科学家的行列，用科学知识与壮志豪情，守卫人民健康，保护爱你们的亲人与朋友！

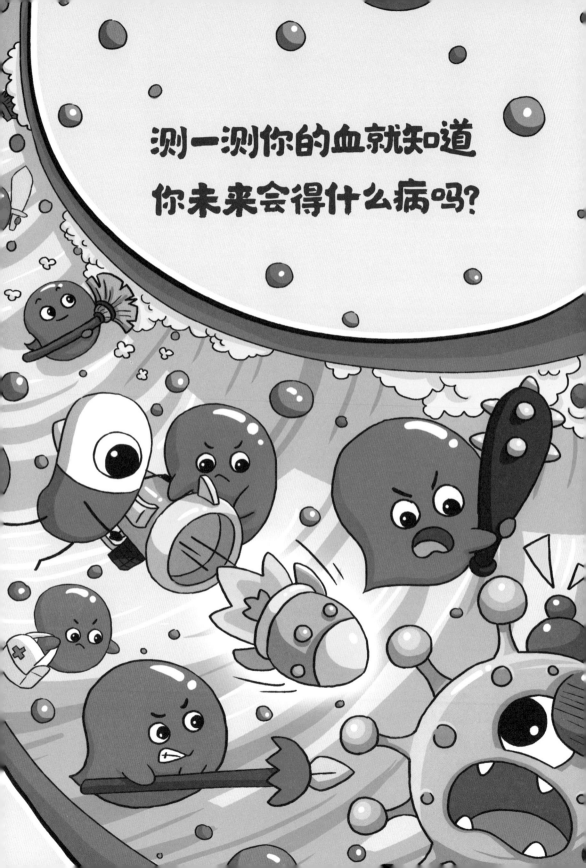

同学们，你们肯定都做过体检，验过血吧？好奇的你可能会问："抽一点血，就真的能知道得什么病了吗？"

可别小看了血液，它们是体内循环系统的重要组成部分，每一滴血都在人体的各个地方转了个遍呢。血液分分秒秒都在辛勤地工作着，把氧气、养料送到各个细胞并带走它们产生的废弃物，一边送"快递"，一边带走"垃圾"，要是遇到了病毒等"外敌"入侵，还得变成"士兵"赶走它们，可谓是多面手。

我们整天都在工作，从不休息！

我们还知道许多秘密呢！

小小的一滴血，里面居然有2.5亿个血细胞。如果把每个血细胞看作是一个人的话，这和德国、法国、英国、意大利加在一起的人口总量差不多了。除此之外，这滴血里面还有我们的全部基因，有几千种蛋白质，上万种或更多的化学分子。所以，这一滴血看似很小，作用却很大。

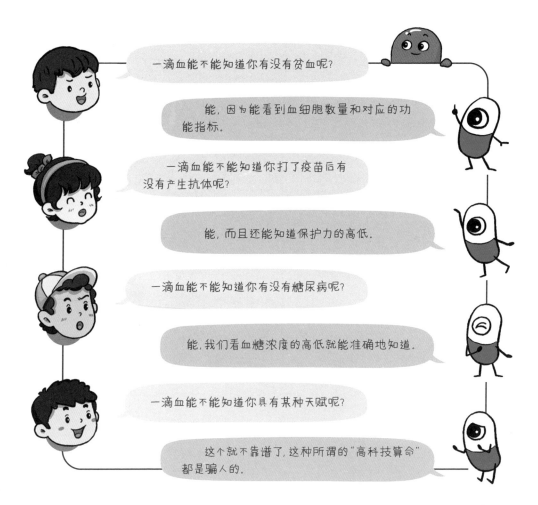

不过这几年，真正的黑科技还是基因检测，科学家们用它琢磨出了很多新鲜事。

比如，取一点孕妈妈的血液检测，就能知道她肚子里面宝宝的健康情况。

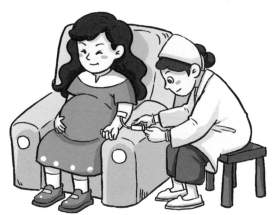

比如，取一点血液或者粪便检测，就能知道你是否有患上某种癌症的风险。

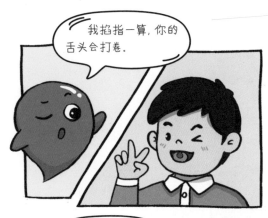

再比如，取一点血液或者唾液检测，就能够知道你所有2.2万个基因的情况，知道你自己很有趣的一些事情，就像你是直发还是鬈发，是单眼皮还是双眼皮，舌头能不能打卷，甚至是喜欢还是讨厌香菜……

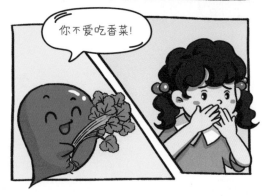

通过一滴血，就知道你身体里的这么多的秘密，这要感谢一个重要的科学计划——人类基因组计划，这可是与阿波罗登月计划及曼哈顿原子弹计划齐名的大科学工程计划呢！

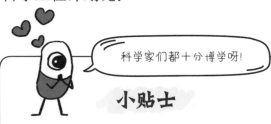

小贴士

人类基因组计划徽标的中间是环绕着人体的 DNA 双螺旋，外围圆环上写着人类基因组计划中所需要交叉融合的多个学科：生物、物理、伦理、信息、工程、化学。

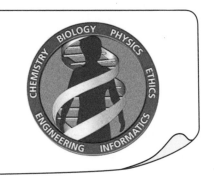

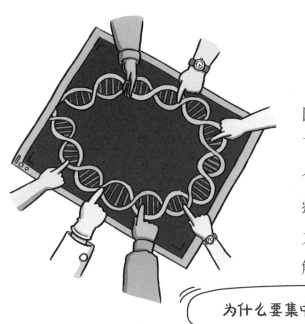

早在 1985 年，科学家们因为在癌症研究中受挫，讨论了半天才明白，原来不研究一个人的基因是永远无法攻克癌症的，所以决定集中全世界的力量来把人的全部基因进行解密。

为什么要集中全世界的力量呢？

因为当时研究的成本太高了，要30多亿美金，所以哪一个国家单独做也做不起。于是美国和英国先发起了，接下来日本、德国、法国也跟进了，大家一起干，进度大大加快，在科研上和技术上都取得了很多进展。

同学们一听就着急了吧，怎么没有中国的份儿呢？

别急，中国科学家也一直盯着呢。1999年，以杨焕明、贺林、陈竺等院士为代表的中国科学家积极争取，想承担这本"生命天书"1%的工作。虽说只有1%，可当时既没有足够的平台也没有足够的预算。

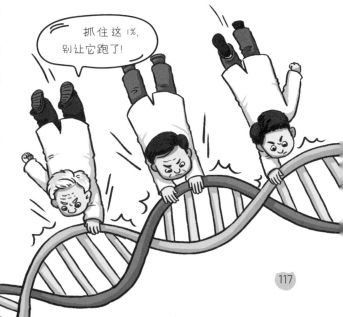

抓住这 1%，别让它跑了！

杨焕明院士临危受命,他甚至写下了这样的诗来勉励大家:

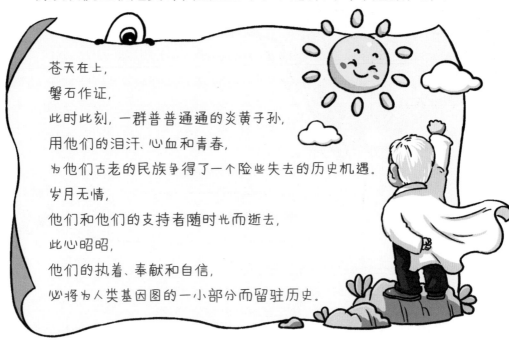

苍天在上,
磐石作证,
此时此刻,一群普普通通的炎黄子孙,
用他们的泪汗、心血和青春,
为他们古老的民族争得了一个险些失去的历史机遇。
岁月无情,
他们和他们的支持者随时光而逝去,
此心昭昭,
他们的执着、奉献和自信,
必将为人类基因图的一小部分而留驻历史。

缺场地、缺资金、缺设备,困难重重、压力巨大,唯独不缺的是决心。团队中的汪建教授放出豪言:"就算砸锅卖铁,也要圈个1%!"不了解最新技术,学!为节省耗材,自己画好图后找工厂做!

终于,他们把人类基因组计划搬回了中国。

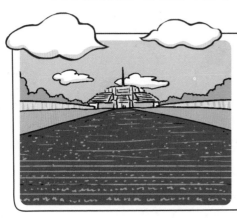

小贴士

中华世纪坛青铜甬道上的最后一块青铜板上刻着"我国科学家成功破译人类 3 号染色体部分遗传密码",以纪念在此跨世纪之际,我国科学家跻身人类基因组计划的六国之列。

值得骄傲的是，杨焕明院士和汪建教授带领的团队还造出了全球领先的测序设备，实现了"中国自主智造"。一滴血能做的事情大大增加、受益的人群也越来越多了。

如今，中国的基因检测价格是全世界最低的，甚至只有发达国家的几分之一，测一个人的基因组只需要几小时，花费大约 1000 元人民币。

小贴士

我国科学家研发的"全球日生产能力最强"的基因测序仪 DNBSEQ-T7，1 天能测 70 个人的全基因组。

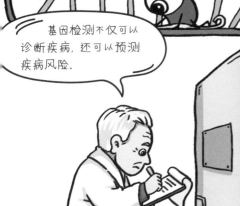

基因检测不仅可以诊断疾病，还可以预测疾病风险。

119

如果说，通过人人可及的疫苗，人类远离了许多"治不好或治不起"的传染病的话，那么，我们也不难预见，通过人人可及的基因检测，人类也必将远离"治不好或治不起"的遗传病和中晚期的恶性肿瘤。人类的寿命会越来越长，生活自然也会更加美好。

杨焕明院士曾感叹："自己爱上科学，真是一辈子的幸运！"同学们，你们想去打开神秘的"生命天书"吗？基因即因，未来已来。让生命的美好在你们的手里绽放吧，去收获璀璨如花的人生！

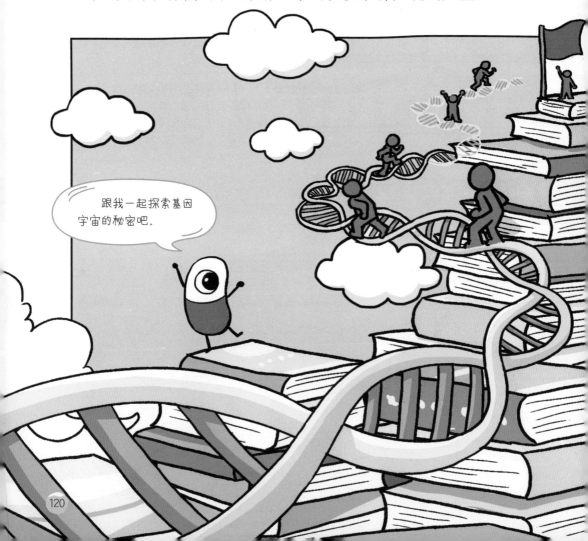

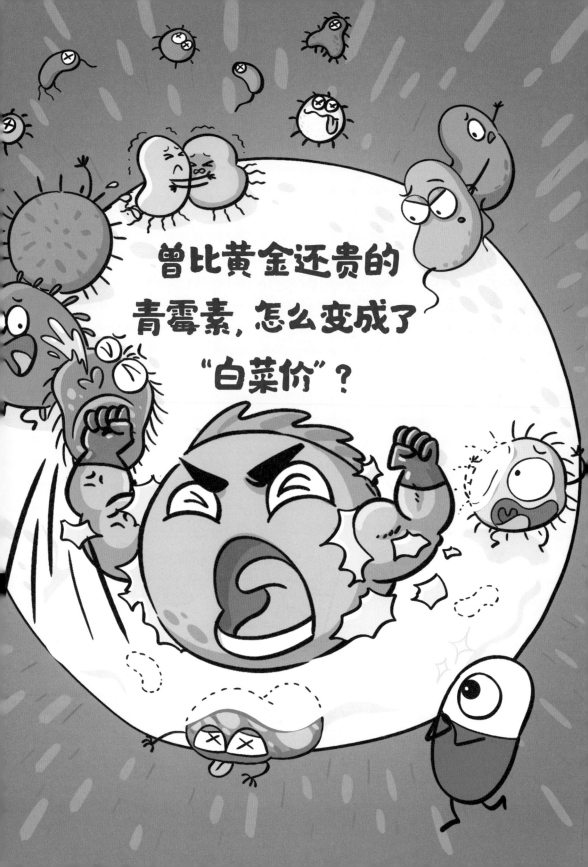

如果在你的面前有一小瓶青霉素和一块黄金，让你做出选择，你会选择哪一个？

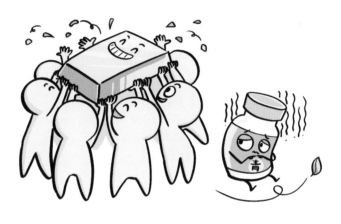

当然是黄金啊，你会毫不犹豫地说，因为这青霉素太便宜了，才几元钱，哪里能赶上黄金值钱啊。

在八九十年前，你的选择就是错误的。因为，那时的青霉素可是"天价神药"。在那时，人们受伤后，哪怕只是一个小小的伤口，如果被病菌感染了，都可能会要了性命！

所以，在战场上，对于病菌所向披靡的青霉素能够扭转战局，这就是青霉素曾经创下的历史！

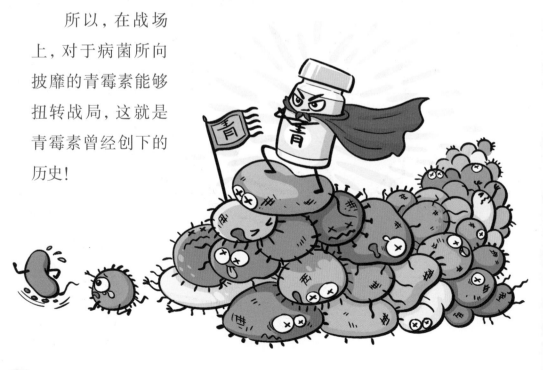

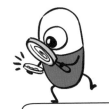

那么，青霉素是什么呢？

青霉素是人类最早发现的一种抗生素。

在人类还没有找到应对细菌感染的有效办法时，每一场手术面对的细菌感染都是非常致命的，病人是否能够生存下来取决于自身的免疫力。青霉素的出现打破了这个状况。

小贴士

病菌是能让人或其他生物生病的微生物，包括细菌、真菌和病毒等。很多传染病都是由细菌引起的。

1928 年夏天，英国科学家亚历山大·弗莱明外出度假前忘记清理培养皿中正生长着的金黄色葡萄球菌。休假回来后，他发现其中一个培养皿中长出了青绿色的霉菌，而霉菌周围的致病菌都死了。这些霉菌里就包含了青霉素。

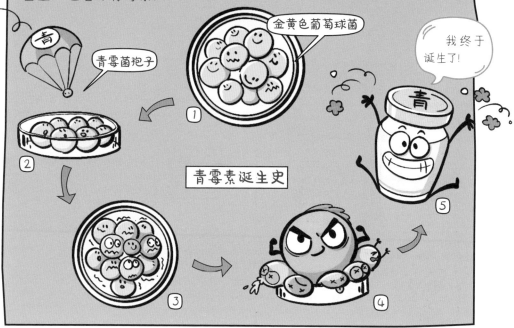

青霉菌孢子

金黄色葡萄球菌

我终于诞生了！

青霉素诞生史

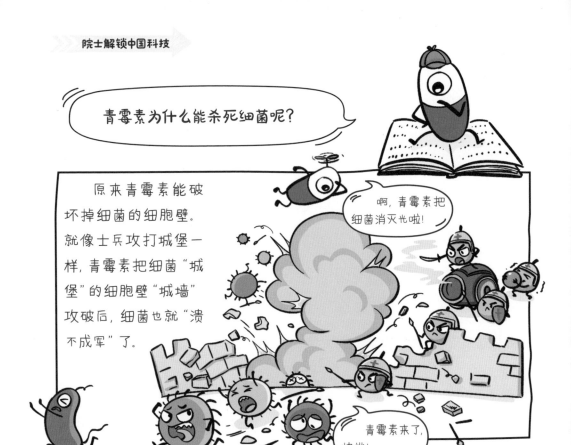

青霉素为什么能杀死细菌呢?

原来青霉素能破坏掉细菌的细胞壁。就像士兵攻打城堡一样,青霉素把细菌"城堡"的细胞壁"城墙"攻破后,细菌也就"溃不成军"了。

啊,青霉素把细菌消灭光啦!

青霉素来了,快逃!

可是,当时人们辛辛苦苦用一个月时间做出来的青霉素才60克,就比一个鸡蛋稍微重一点点,只够救100多人的命。于是,这种被细菌感染后唯一可以保命的药,就变得比黄金还贵了!

想要治病救人,就必须大批量生产青霉素!到1943年,美国已经可以大批量生产青霉素了。然而,当时中国还在打仗,国外根本不卖给我们青霉素,伤员却急需。该怎么办呢?

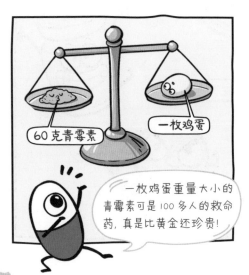

60克青霉素　　一枚鸡蛋

一枚鸡蛋重量大小的青霉素可是100多人的救命药,真是比黄金还珍贵!

中国的科学家没有坐以待毙，他们下定决心：没有也不怕，咱自己造！

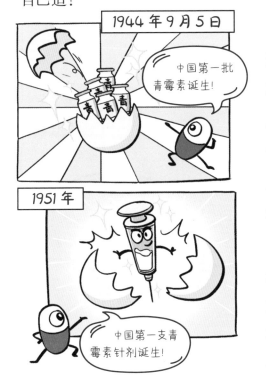

没有生产机器怎么办？自己造！不知道怎么生产怎么办？那就一遍一遍地试！功夫不负有心人。1944 年 9 月 5 日，中国终于生产出了第一批青霉素，但是只有 5 瓶，根本满足不了需要，还得想办法做更多才行！

中华人民共和国成立后不久，留学归国的科学家童村带领大家成立了上海抗生素实验所，在 1951 年成功试制出了中国第一支青霉素针剂。

与此同时，身在美国进行抗生素研究的科学家张为申也坐不住了。"既然已经学了一些技术，就应当回国贡献给人民。"张为申写下了这样一句话。

1951 年 2 月，张为申冲破了层层阻挠，带着他的美国老师赠送的最新青霉素菌种回国了。

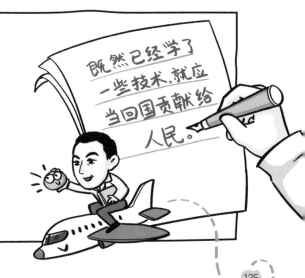

大批量生产青霉素，首先要解决的是青霉菌的"食物"问题。因为美国禁止向中国出口生产青霉素的原材料玉米原浆和乳酸，所以张为申就潜心钻研能替代这些原料的产品。人吃大米饭可以吃饱，吃面条也能吃饱，青霉菌有没有可能也能"吃"别的？

经过不断摸索，张为申带领团队终于发现青霉菌还爱"吃"棉花籽饼，后来，他又找到乳糖的替代品——白玉米粉，这是一种十分低廉的原料。

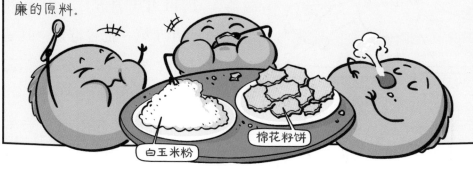

白玉米粉

棉花籽饼

1953 年 5 月，上海第三制药厂正式生产青霉素。从此，中国开始了青霉素大规模工业化生产，贵比黄金的青霉素价格开始不断下跌，最终只要几元钱，甚至几角钱就能买到一支。中国科学家把青霉素价格干到了"白菜价"！

小贴士

继青霉素后，人类又发现了金霉素、氯霉素、土霉素等多种能杀死细菌的药物，并把这些药物统称为抗生素。1957 年，中国成为世界上第四个能生产金霉素的国家。1958 年，亚洲最大的抗生素生产工厂华北制药厂开始生产。

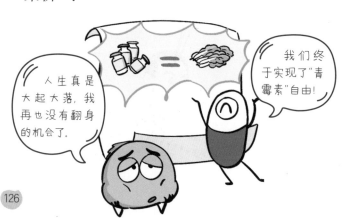

人生真是大起大落，我再也没有翻身的机会了。

我们终于实现了"青霉素"自由！

可是，病菌并不好对付，科学家们努力研究青霉素等一系列抗生素时，它们也在想各种办法"抵抗"。

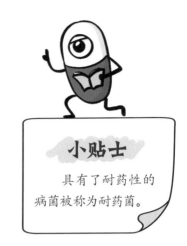

在细菌与抗生素的较量中，有些细菌没被"杀"死，反而适应了抗生素的"攻击"，有着很强的"战斗经验"，"防御值"暴增，变得更加耐药了，成了"超级细菌"。

小贴士

具有了耐药性的病菌被称为耐药菌。

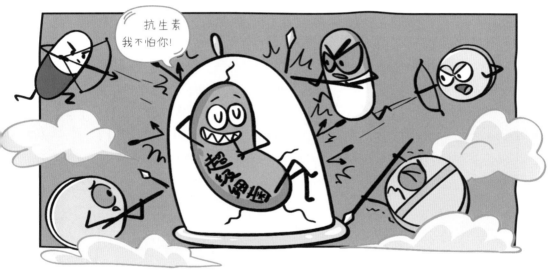

随着抗生素使用量的增多，细菌的耐药性问题也越来越严重。据估计，到2050年，全球耐药菌每年会杀死1000万人，比因癌症死亡的人数还要多。中国不仅是抗生素生产大国，也是使用大国，耐药菌问题也最为严重。

对付耐药菌，科学家们也在积极想办法。2018年，中国科学院发起了"中国病原菌抗生素耐药的现状及应对策略"项目。作为该项目负责人之一，高福院士一针见血地指出："'超级细菌'是全球性问题，中国科学家应该做出贡献。"

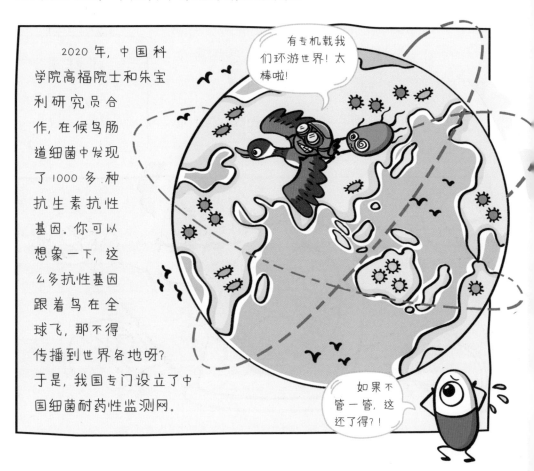

回首过往，中国科学家打破封锁，克服困难，经过艰苦卓绝的努力才让曾经比黄金都贵的青霉素降到了"白菜价"，让每一个普通人都能用得起。

然而，困难还没有结束。同学们，未来解决抗生素耐药性问题还要靠你们来努力，相信你们可以比老一辈科学家们做得更好。

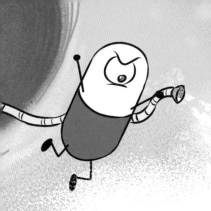

"改邪归正"与"以毒攻毒"是怎么征服病魔的?

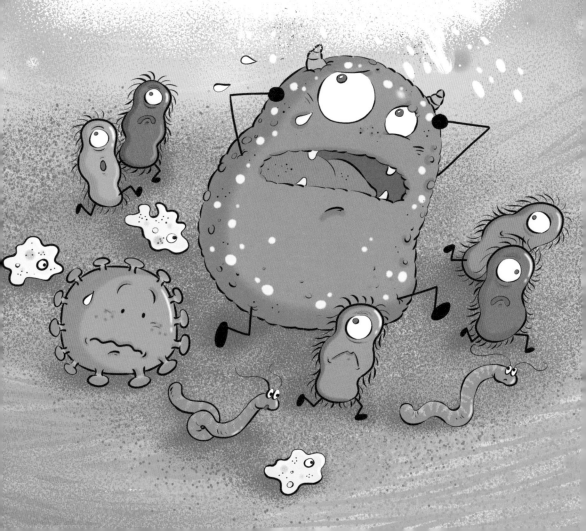

俗话说，打蛇打七寸，意思是要战胜和制伏对手，就需要发现并攻击他的弱点。毒蛇的七寸就是指它的心脏所在位置，这就是它的弱点，也是人类制伏毒蛇的关键所在。

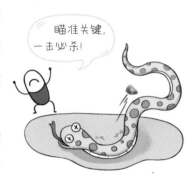

同样，人类在与最大的敌人之一——病魔斗争的过程中，也需要运用"打蛇打七寸"的原理，找到病魔的弱点，对症下药。

人类和白血病的斗争史就十分典型。白血病是儿童和年轻人中最常见的恶性肿瘤，这种令人毛骨悚然的疾病，意味着流淌在全身的血液出了问题。曾经，得了白血病的孩子，几乎等于被宣判了死亡。

在所有白血病中，有一种最为凶残危险，它叫急性早幼粒细胞白血病，简称 APL。得了 APL 的病人，病情特别严重，往往有严重出血，病程发展得很快，会在发病后几周时间内死亡。半个世纪前，全球每年都有上万人被 APL 夺去宝贵的生命。

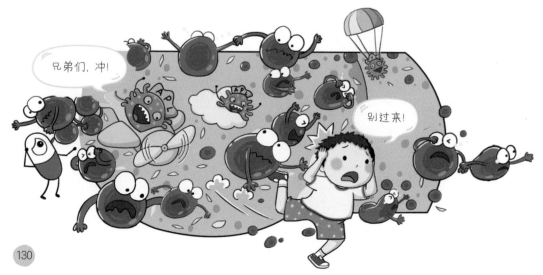

起初，APL 是"不治之症"，医生拿它没有一点办法。后来，医生尝试用一些抗癌的化疗药治疗 APL。这些药物对一小部分病人虽然有效，但对大多数病人不仅没用，甚至可能会加重病情。

不过，这种令人绝望的情况，被中国科学家改变了。

40 多年前，上海交通大学医学院附属瑞金医院的血液病专家王振义院士和他的研究生——后来也成为院士的陈竺、陈赛娟等，踏上了征服 APL 的旅途。

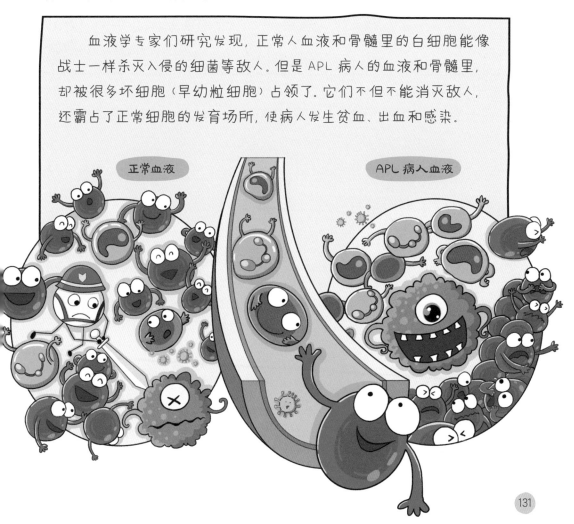

血液学专家们研究发现，正常人血液和骨髓里的白细胞能像战士一样杀灭入侵的细菌等敌人。但是 APL 病人的血液和骨髓里，却被很多坏细胞（早幼粒细胞）占领了。它们不但不能消灭敌人，还霸占了正常细胞的发育场所，使病人发生贫血、出血和感染。

正常血液　　　　　APL 病人血液

原来，这种坏细胞就是病魔的"七寸"。中国的几代院士们是如何攻破这一点的呢？

他们通过不懈的努力，研究出了两种截然不同却又都行之有效的办法："改邪归正"和"以毒攻毒"。

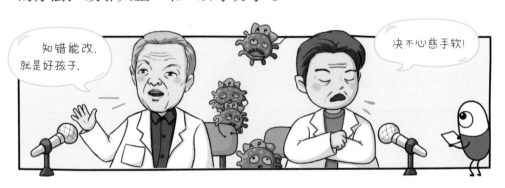

王振义院士首先想到，对于这些误入歧途的早幼粒细胞，能不能诱导它们"改邪归正"呢？

想法容易，可做起来太难。要找到能"诱导坏细胞变好"的办法，只能像大海捞针一样，从各种药物中一样样地筛选。终于，王振义院士找到了一种叫作全反式维甲酸的药物，在"教育坏细胞"上有魔法般的天赋，能够诱导恶性早幼粒细胞成长为正常的好细胞。

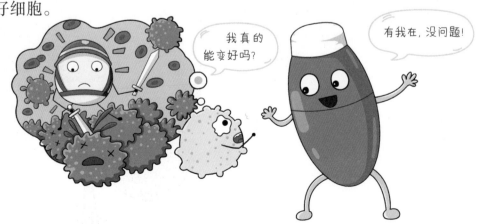

从 1985 年起，王振义院士就用全反式维甲酸来尝试治疗 APL 病人。

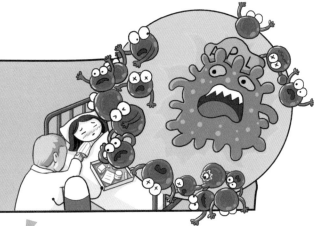

第一例病人是一个 5 岁的小女孩。被推进病房时，她已被病魔折磨得奄奄一息，全身大出血，面色苍白，高烧 40℃，肠道受损。

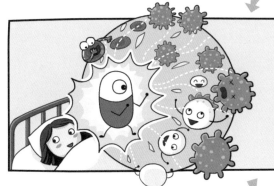

女孩服下药物后，奇迹发生了。

一周后，她的出血症状逐渐减轻，高热消退，面色变得红润。

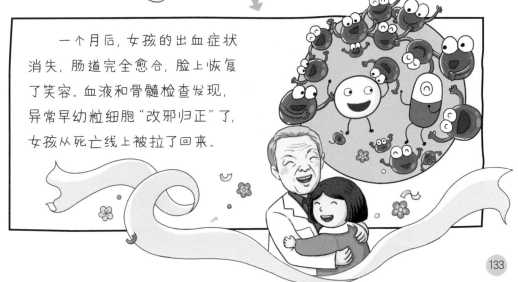

一个月后，女孩的出血症状消失，肠道完全愈合，脸上恢复了笑容。血液和骨髓检查发现，异常早幼粒细胞"改邪归正"了，女孩从死亡线上被拉了回来。

　　用全反式维甲酸药物治疗的诱导分化疗法很快被推广到全世界。王振义院士被誉为"白血病诱导分化疗法之父"。

　　然而，单用全反式维甲酸绝大多数病人仍然会复发。有什么办法能治愈他们，彻底征服病魔呢？

　　"病人为什么会发生 APL，是不是坏细胞里的遗传物质出毛病了？"随着研究的深入，陈竺院士、陈赛娟院士和法国科学家戴宇阁院士摸到了 APL 的"七寸"——早幼粒细胞的世界。

　　果然，"元凶"隐藏在遗传物质中：两个本来离得很远的基因"使了坏"，抱成一团，组成了"有毒"的"融合基因"。这些基因像种子一样，制造出有毒的蛋白，让白细胞停留在了早幼粒细胞阶段。

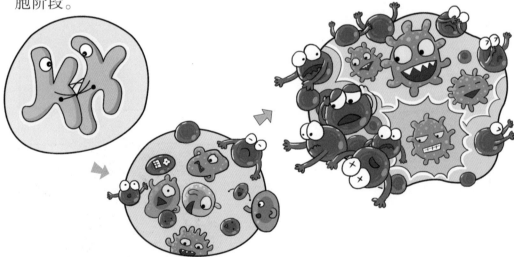

　　病魔既然是由有毒的蛋白引起的，我们的老祖宗不是说，"以毒攻毒"可以治病救人吗？有没有强效的中药可以摧毁有毒的蛋白，根治病魔呢？

他们翻遍医学文献资料，注意到两种有毒药物——雄黄和砒霜——在我国唐朝就被"药王"孙思邈用来治病了。

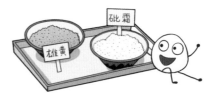

用砒霜对付有毒的蛋白，以毒攻毒，这真是个大胆的想法。

他们带领团队，顶着重重压力和质疑的声音，开始潜心研究砒霜的作用。令人惊奇的是，砒霜用量大时，能使早幼粒细胞"自杀"，砒霜还能抱住有毒的蛋白并摧毁它，这就完美地阐释了"以毒攻毒"救治病患的中医理论。这些结果发表以后，得到了全世界的认可。

对付毒物，我最拿手啦！

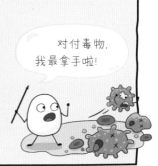

陈竺、陈赛娟院士并没有止步于此。全反式维甲酸和砒霜单打独斗只能使一部分病人得到痊愈，如果让它们联合起来，同时施展"改邪归正"和"以毒攻毒"的药力，能不能彻底制伏病魔？

于是他们又开始了新的探索。结果令人振奋不已，两种药物联用，的确能够更快地清除有毒的蛋白，更有效地杀死恶性早幼粒细胞。

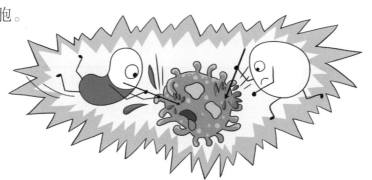

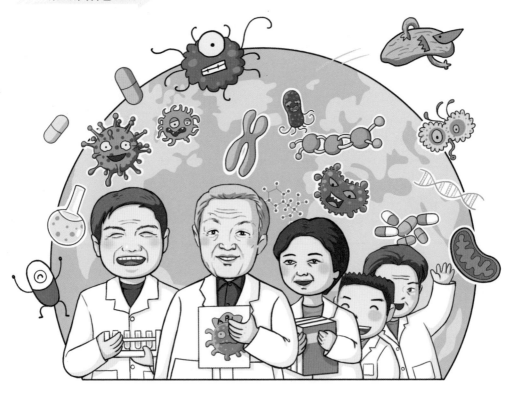

　　经过 20 年的临床试验观察，两药联用可以治愈 90% 以上的病人，而且副作用没有增加。他们的努力，终于使 APL 从恶性程度最高的白血病转变成了可以基本治愈的疾病。

　　征服 APL 这个病魔是我国医学科学家对世界癌症研究领域做出的巨大贡献，但是，王振义、陈竺、陈赛娟院士并没有骄傲自满，他们说，我们只是征服了一种白血病，还有很多其他的病魔等着我们去攻克呢。

　　同学们，你们想成为像王振义、陈竺、陈赛娟一样救死扶伤的英雄吗？刻苦钻研，锐意进取，向更强大的病魔发起挑战吧！找出病魔的"七寸"，用科学的方法制伏它，你们将挽救更多的生命，造福更多的家庭。